The ヨーロッパ医学留学

7カ国を完全制覇！
11人の若手医師たちが
ホンネで語る熱き挑戦のすべて

Heart Center Brandenburg
編著 **金子英弘**

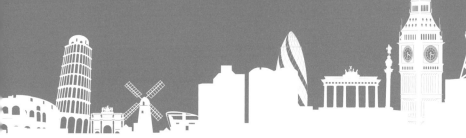

CIRCULATION Up-to-Date Books 13

メディカ出版

推薦の言葉

　若手医師にとって、留学は自分の技量、知識、見識を大きく開く重要なチャンスであることは今も昔も変わらない。
　私が留学した20年以上前は、多くの若手医師は米国を目指し留学した。この時に得た見識はその後の自分の医師としての人生の大きな支えになっている。一方、現在の世界の状況を見てみると、米国のみならずヨーロッパにも一流の研究施設や臨床施設は数多く存在する。しかし、医学留学となると、情報も少なく、なかなか選びづらいというのが、これまでの実情であった。

　本書は、米国ではなく、ヨーロッパへの医学留学という新たな境地を切り開いた11人の若手医師たちによる体験談である。ヨーロッパの一流研究施設や臨床施設に果敢に挑み、世界最先端の学問や技術を修得するだけでなく、医学をさらに前に推し進めようとする気骨ある若者たちがここにいる。
　例えば、編著者の金子英弘君は、私のもとで博士号を取得した後、平成26年度の日本学術振興会海外特別研究員に採用され、2014年4月

にドイツに留学した。現地の医師免許を取得し、現地の医師と全く同じ立場で、最先端心臓病治療の実臨床に携わる傍ら、臨床研究も遂行している。他の著者らも、国内での優れた業績を評価されて留学し、ヨーロッパの著名な施設で最先端の研究・臨床に従事している者ばかりであり、非常に興味深い。

　彼らは、本書のなかで、自らの経験に基づき、留学先の決定や奨学金獲得など留学までの道のり、現地での手続き、医師資格取得の方法などの情報を、惜しげもなく披露している。本書が語る彼らの現地での経験談や今後の展望は、若手医師たちにとって大きな励みとなり、次世代を担う若手医師らのキャリアに、ヨーロッパ留学という新たな現実的なオプションを加えることになるであろう。

　読者の皆さまの今後の飛躍に期待している。

2016年6月

慶應義塾大学
医学部循環器内科教授
福田恵一

なぜ、いまヨーロッパ留学か？

　キャリアプランの一つとして、一度は留学を考えたことのある方は多いと思います。ただ、実際に留学を実行に移すとなると、さまざまな不安が頭をもたげてくるもの。一歩踏み出すことに、躊躇してしまう気持ちは、多くの方に共通するものだと思います。

　文部科学省の発表によれば、留学生全体でみると、日本から海外への留学者数は2004年をピークに35%近くも減少し、若者の「内向き志向」や「留学離れ」は顕著です。その一方で着実に増えているのが、ヨーロッパへの医学留学です。以前は、医学での留学先といえば、研究留学も臨床留学も米国に集中していましたが、最近は留学先がヨーロッパにシフトしつつあります。

　なぜ、いま欧州留学に関心が集まっているのでしょうか？

　一つには、欧州のほうが米国と比較して、最先端の手技・医療機器が、実臨床で使用されるタイミングが早いという点があります。例えば、私が専門としている循環器内科領域では、これまで狭心症や心筋梗塞などの冠動脈疾患に対して行われていたカテーテル治療が大動脈弁狭窄症や僧帽弁閉鎖不全症などの構造的心疾患（Structural Heart Disease）にも応用され、Structural Heart Disease interventionとして大いに注目を集めています。Structural Heart Disease interventionにおい

て、医療機器が開発されるのは米国のベンチャー企業であることが多いものの、実臨床で使用されるのはヨーロッパのほうが数年単位で早い傾向にあります。導入されたばかりの最新技術に関しては、当然ながら所属スタッフが手技を習得してから、次に留学生、という優先順位になります。早期に実臨床に導入されていれば、留学生という立場であっても、実際に最新の手技を経験できる可能性が高まります。

　また、臨床に参加するという点で、米国への留学生は原則としてUSMLE（米国医師資格試験）に合格しなければなりません。一方、欧州では、国によって制度が異なるものの、米国ほど厳しい条件を課せられていない国もあります。そのため「最新の手技やデバイスを学びたいと臨床留学をしたつもりが、見学だけで終わってしまった」というようなミスマッチを防ぐことができます。日本では、医学部2023年問題もあり、USMLEを受験できなくなる医師も増えてくる可能性があります。そのようなリスクを考えても、今後、ヨーロッパへの臨床留学は、有力な選択肢となると考えられます。

　さらに、臨床研究について学ぶためにヨーロッパに留学する医師も増えています。日本ではなかなか実現困難な大規模臨床試験の中核施設は、米国はもちろんですが、ヨーロッパにも多数存在しています。米国と比べればヨーロッパでは日本からはもちろん他国から来る留学生数も少ないということで、留学生が論文を発表するチャンスは相対的に高いと言えます。なお、英語以外を母国語とする国に留学したとしても、研究や論文発表自体は英語で行われることが多いので、研究活動においては、英語が話せれば問題ない場合が多いようです。

もちろん、ヨーロッパ留学にはデメリットもあります。何より、情報が非常に限られています。米国留学に関しては、研究留学も臨床留学も、書籍やブログなどで多くの情報を得られますが、ヨーロッパ留学は、まず留学に必要な情報を得ること自体に大きなハードルがあります。さらに情報の少なさと相まって、近年のテロや難民問題などのニュースを目にして、治安面においてヨーロッパ留学に不安をもつ方も少なくないと思います。

　本書では、ドイツ・イギリス・フランス・イタリア・オランダ・スイス・ベルギーの7カ国に留学した医師たちの経験を共有することで、ヨーロッパ留学の魅力と素顔を皆さまにお伝えし、「なぜ、いまヨーロッパ留学か？」の答えに迫りたいと思っています。また、留学への不安を解消する一助として、第8章では多くの留学生が一度は申請する奨学金取得のノウハウについて詳しく説明しています。

　自分のキャリアに留学が必要なのか悩んでいる方には、各執筆者が考える留学の位置づけが参考になるかと思います。写真がふんだんに使用された体験談は、留学のイメージを膨らませるのに役立つのではないでしょうか。本書では、これから留学を計画されている方にとって必要な情報を仕事・生活の両面で網羅するように心がけました。執筆をお願いした先生方は現在留学中、もしくは最近まで留学していた先生方ばかりですので、制度面でも現時点での最新情報を記載していますし、留学生活に向けて具体的にどのような準備が必要かといった内容もとても参考になると思います。執筆者の先生方には、「留学前にこれが知りたかった！」と思ったことを書いていただくようにお願いしましたので、「痒

いところに手が届く」内容になっていると思います。

　そして、何より、本書の特徴は各執筆者の医学にかける熱い想いはもちろん、留学生活での日々の葛藤や、留学者から見た各国の現状が、執筆者の口調をそのままに残し、リアルに語られていることです。留学に興味のない方にも、各国の医療制度や文化の違い、医師の労働環境の違い、苦労話などを臨場感たっぷりに楽しんでいただけると思います。

　本書の刊行にあたっては、たくさんの方々にたいへんお世話になりました。全員のお名前を挙げることはできませんが、なかでも、本書に推薦の辞をくださった福田恵一教授、門川俊明教授には、この場をお借りして厚く御礼申し上げます。

2016年6月

Heart Center Brandenburg
金子英弘

The ヨーロッパ医学留学

CONTENTS

推薦の言葉 — 2

なぜ、いまヨーロッパ留学か？ — 4

第1章　ドイツ — 金子英弘　11
Heart Center Brandenburg

第2章　イギリス — 菊田雄悦　41
Imperial College London

第3章　フランス — 田村雄一　75
Université de Paris

第4章　イタリア — 梅本朋幸　95
Ospedale Civile di Mirano

第5章 オランダ —————————————— 外海洋平 133
Academic Medical Center, University of Amsterdam (AMC)
ThoraxCenter, Erasmus Medical Center (EMC) / Cardialysis

COLUMN —————————————— 成瀬代士久 150
Leiden University Medical Center

第6章 スイス —————————————— 山地杏平 157
Bern University Hospital

COLUMN —————————————— 阿佐美匡彦 168
Bern University Hospital

第7章 ベルギー —————————————— 黄 世捷 175
University of Liège

COLUMN —————————————— 杉本匡史 194
University of Liège

第8章 奨学金の申請と取得について —— 末永祐哉 199

第9章 ヨーロッパ医学留学ホンネ座談会 —— 213

留学ステップINDEX —————————————— 233

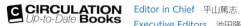

Editor in Chief　平山篤志
Executive Editors　池田隆徳　北風政史　中川義久　吉村道博
Plan Member of Editorial Board
朝倉正紀　上村史朗　神﨑秀明　桑原宏一郎　香坂 俊
小武海公明　小松 誠　高橋尚彦　野口暉夫　野田 崇
挽地 裕　宮内靖史　森野禎浩

第 1 章

ドイツ

Heart Center Brandenburg

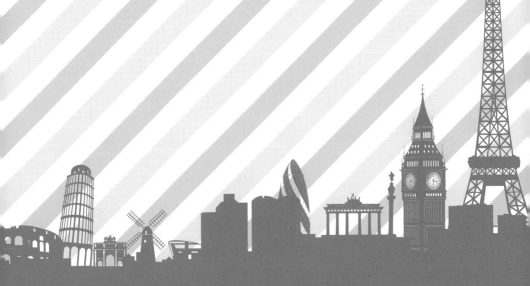

ドイツ
Heart Center Brandenburg

金子英弘

ブランデンブルク心臓病センター・ブランデンブルク医科大学

2004年	慶應義塾大学医学部卒業
2004-2006年	東京都済生会中央病院初期臨床研修
2006-2010年	慶應義塾大学大学院博士課程
2010-2011年	伊勢原協同病院循環器内科
2011-2014年	心臓血管研究所付属病院
2014年〜	ブランデンブルク心臓病センター（日本学術振興会海外特別研究員）
2016年〜	ブランデンブルク心臓病センター兼ブランデンブルク医科大学

自己紹介

　ドイツの首都ベルリン郊外にあるブランデンブルク心臓病センター・ブランデンブルク医科大学所属の金子英弘です。まず、簡単に経歴も含めた自己紹介をします。

　私は、2004年に慶應義塾大学を卒業しました。この年は、初期臨床研修制度の導入初年度で、卒後2年間は東京都済生会中央病院に内科系レジデントとして勤務しました。そこで循環器臨床の魅力を知ることができ、循環器内科を専門とすることを決意しました。その後、母校の大学院に進学し、福田恵一教授、小川聡名誉教授（現・小川聡クリニック院長）、吉川勉先生（現・榊原記念病院副院長）、安斉俊久先生（現・国立循環器病研究センター部長）に師事し、4年間、研究中心の日々を過ごしました。

　基礎研究ではマウスの大動脈瘤モデルや肥満モデル、臨床研究では心筋梗塞後の左室リモデリングの病態解明をテーマに研究に打ち込みました。残念

ながら、今は縁遠くなっていますが、学位論文となったマウスの実験に明け暮れた日々は懐かしい思い出です。基礎研究においては、病理学教室・岡田保典教授（現・順天堂大学医学部教授）にたいへんお世話になりました。病態を深く考えるという意味で、基礎研究を通して得た経験は臨床にも大いに役立っています。

　大学院卒業後は、伊勢原協同病院で高木俊介先生（現・平塚市民病院部長）に循環器内科の臨床についてご指導いただきました。そして、2011年からは心臓血管研究所付属病院で、矢嶋純二院長、及川裕二部長の下、3年間じっくりと心臓カテーテルの手技について学ぶことができました。循環器内科医としては、心臓カテーテルの勉強を本格的に始めたのは比較的遅くなってしまいましたが、高い技術と豊富な経験をもつ先生方の下でたくさんの症例を経験することができ、とても充実した研修だったと思います。

　また、この3年の間に、山下武志所長や鈴木信也先生にご指導いただき、病院のデータベースからおもにPCI施行患者さんや心不全患者さんのデータを用いて、たくさんの臨床研究に携わる機会に恵まれました。この経験も現在の仕事に大いに役立っていると感じています。

　2014年3月に同病院を退職し、4月からは日本学術振興会海外特別研究員として、ドイツのブランデンブルク心臓病センターに留学しました。2014年8月にはドイツ医師資格を取得し、2016年春からは、ブランデンブルク心臓病センター・ブランデンブルク医科大学の常勤スタッフとして勤務しています。

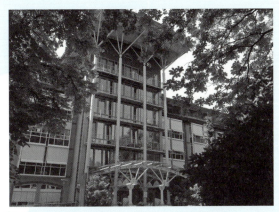

写真1　ブランデンブルク心臓病センターの外観

留学に際し、学術振興会の海外特別研究員に採用していただけたのは、ひとえにこれまでご指導いただいた先生方、そして多くのことを教えてくださった一人ひとりの患者さんのおかげであり、この場を借りて御礼を申し上げたいと思います。

ドイツはどんな国？

　ドイツというと、どのようなイメージをお持ちでしょうか？　ヨーロッパ大陸における政治・経済・文化の主要国であるドイツ連邦共和国は、人口8,108万人、57,121km^2 の国土を有しています。人口は日本の約2/3、国土面積は日本とほぼ同じです。

　第一次世界大戦、第二次世界大戦と100年の間に2度の敗戦を経験し、第二次世界大戦後から1980年までは国土が東西に分断されるという厳しい状況であったにもかかわらず、今やドイツは力強くEU、そして世界の政治・経済を牽引する大国になりました。サッカーワールドカップを4度制した、不屈のゲルマン魂のたくましさを感じます。

　医療においては、その強い経済力を背景に、多くの新規医療機器が保険診療のなかで使用可能になっています。私が学んでいる Structural Heart Disease intervention の領域においても、経カテーテル大動脈弁植込み術（transcatheter aortic valve implantation：TAVI）や MitraClip、左心耳閉鎖など、いずれも世界最大の症例数を誇ります。TAVI については、2013年にはドイツ国内で年間1万3,000件以上が行われ、すで

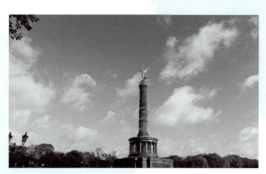

写真2　ベルリンにある戦勝記念塔

に外科大動脈弁置換術を上回っていますし（Eggebrecht et al. EuroIntervention. 2016, 11（9）, 1029-33.）、MitraClip についても年間約 5,000 件が施行され、これはヨーロッパ全体の症例数の約 7 割を占めています。

一方で、日本でも大きな話題になっている移民・難民問題や Volks Wagen 社の排出ガス規制不正問題など、現在のドイツでは暗い話題が多いのも現実です。移民・難民問題への対応では、10 年間にわたり国民から圧倒的に支持されていたメルケル政権への批判が強まりました。このような状況がドイツ経済にも深刻な影響を与えるのではと懸念する声もありますが、現実にはドイツの貿易黒字が 2015 年に過去最高を更新するなど、今のところその勢いは留まるところを知りません。

なぜ留学したのか？ なぜドイツだったのか？

「自分の専門分野である、と自信をもって言える領域をもち、患者さんの治療に貢献できる医師になること」は、私の医師としての大きな目標です。そして、その目標のためにどうしても必要だったのが今回の留学でした。

卒業してからの 10 年間、多くの方にご支援をいただき、臨床、研究ともにバランスよく勉強することができました。そして、その 10 年の経験のなかで、「心不全」と「カテーテル治療」の 2 つが、私にとってのキーワードになっていました。虚血性心疾患に関しては、先人たちの努力によって、低侵襲のカテーテル治療で多くの患者さんを救うことができるようになりました。一方で、心不全患者さんの治療には、まだまだ改善の余地が多く残されていると感じていました。そして、漠然とではありますが、カテーテル治療の技術を、心不全患者さんの治療にも役立てることはできないかと考えるようになりました。

そんな折に、今回の留学のメインテーマとなる MitraClip が重症心不全に合併した機能性僧帽弁閉鎖不全症に対して有効であるという論文に出会い、たいへん興味をもちました。そして、これまで虚血性心疾患が治療対象であっ

たカテーテル治療が、虚血性心疾患以外にも治療の範囲を広げ、Structural Heart Disease intervention として大きな注目を集めていることがわかりました。僧帽弁閉鎖不全症に対する MitraClip も Structural Heart Disease intervention の代表的な治療の一つであることから、MitraClip はもちろん、Structural Heart Disease intervention という領域について学んでみたいという気持ちが強くなりました。

一方で日本に目を向けてみると、今でこそ、大動脈弁狭窄症に対する TAVI がわが国でも導入され、Structural Heart Disease intervention には大きな注目が集まっていますが、当時の日本では圧倒的に情報が不足していました。世界に目を向ければ、すでに多くのデバイスが開発され、実臨床に応用されているにもかかわらず、その当時の日本では、ようやく TAVI の治療デバイスである Sapien XT®（エドワーズ・ライフサイエンス社）が今後認可されるかどうかという状況でした。

そこで、海外論文をこまめにチェックすることはもちろん、海外学会参加や夏季休暇を利用してアメリカも含め、海外の施設訪問などを行い、どの国、そしてどの施設であれば、この分野の経験を積むことができるのか、手探りで少しずつ情報を集めていきました。

留学先を考える上で特に重視したのは、「自分自身で実際にどれだけ手技の経験を積むことができるか」でした。この点で、Structural Heart Disease intervention のデバイスが承認されるのは、米国よりもヨーロッパのほうがはるかに早いということ、またヨーロッパのなかでもドイツで最も多くの症例が行われていることがわかりました。

症例が豊富にあれば、留学生にも手技に携わる機会が増えるのではないかと考え、留学先としてはドイツを目標にしました。また、ドイツでは2012年から法制度が変わり、語学試験と書類審査をクリアすれば、ドイツで医学教育を受けていなくても、それと同等の医師資格を取得することができます。この点も留学先としてドイツの大きな魅力でした。

留学先施設をどう決めるか

　ドイツに留学すると目標を定めたのはよいものの、残念ながらドイツには何のコネクションもない状態でした。できることから始めようと、論文検索や学会のサイトなどを使って、どんな施設が積極的に Structural Heart Disease intervention に取り組んでいるかを調べましたが、どうやってコンタクトを取ればいいかは、皆目見当もつかない状況でした。

　そんな時に、たまたま国内のライブデモンストレーションと、ミュンヘンで行われた欧州心臓病学会（ESC）で、ドイツのなかでも最も多くの症例を行っている施設の一つであるブランデンブルク心臓病センターの Butter 部長にお目にかかる機会がありました。断られることを覚悟で、ぜひ留学したい旨を直談判したところ、なんと幸運にも了解を得ることができました。

　実際の留学に際しては、この後にもいくつかの施設の先生方とお話をする機会がありましたが、最終的には当初から良いお返事をいただいていたブランデンブルク心臓病センターにご縁を感じ、お世話になることになりました。

　留学先の選択においては、どんなに情報を集めても、ある程度の不確実性は残ると思いますし、絶対に成功が約束された留学というのはあり得ないと思います。その点でも、やはり最後は自分の感覚を信じるしかないと思います。私の場合は、前職での契約を終えての留学で、留学後の進路も全くの未定という状況で不安もありましたが、このような挑戦の機会は二度とないと思い、渡独を決意しました。留学を終える時に、あるいはもっと遠い将来に振り返った時に、自分の決断が正しかったと思えるよう努力していきたいと思います。

ドイツに出発するまで

　Butter 部長に留学の快諾をいただいたものの、前職の契約期間もあり、実際にドイツに出発したのは 1 年半後です。私は学術振興会の海外特別研究員として奨学金をいただいたのですが、この奨学金は、「留学に行く年度の前年度」の 5 月上旬に締め切られます。締切日までには、留学先からの受入証明を取得し、研究テーマに関しても留学先と協議のうえ、詳細な研究計画を提出する必要があります。その意味では、1 年半前でもギリギリのタイミングだったという印象です。

　ドイツに出発するまでの 1 年半は、通常業務に加え、留学の細々とした準備をしなければいけないので、あっという間に過ぎ去ってしまいました。ドイツに出発するまでの間に考えたこと、準備したことは、おもに以下のような内容だったと思います。

1. 奨学金の応募

　まず、留学先が決まれば、奨学金への応募を検討します。ドイツ特有の奨学金としては、アレクサンダー・フォン・フンボルト奨学金[※1]、DAAD 長期研究奨学金[※2]、ドイツ研究振興協会（DFG）奨学金[※3] などがあります。海外在住の教授からの推薦状を要求しているものもありますし、おおむね過去にその奨学金を取得した人に推薦状をもらうほうが、採択率が高いようです。

　奨学金には、さまざまな種類のものがあります。どのタイミングで申請できるか（例えば日本学術振興会の海外特別研究員は出国後、留学中に応募す

※1　https://www.humboldt-foundation.de/web/humboldt-stipendium-postdoc.html
※2　http://tokyo.daad.de/wp/scholarship_graduated_7-36/
※3　http://www.dfg.de/en/research_funding/programmes/individual/research_fellowships/in_brief/

ることも可能です）や、課される義務（現地で給料を取得できるかどうか）なども異なりますので、あらかじめ、応募にあたっての条件を比較し、どのタイミングでどの奨学金に応募するか検討したほうがよいと思います。

　私が取得した日本学術振興会の海外特別研究員に関しては、第8章の末永祐哉先生の解説を参考にしてください。留学の1年前という早い段階で、受け入れ先機関と研究内容を細部まで詰めるのはたいへんですが、一度作っておけば、後に他の奨学金に申請をする際のベースとしても使えます。奨学金の申請書類を早期に作成したことは、留学の目的と留学期間中のTo Doを明確にすることにつながり、とても有意義だったと感じています。

2. 語学

　短期の旅行目的であれば、ドイツでは英語が話せれば問題ありません。もっとも、ドイツで臨床活動をしたい場合には、語学試験に合格できなければ医師免許が取得できません。また日常生活の面でも、ドイツ語ができるに越したことはありません。

　留学期間に余裕があるようであれば、渡独後数カ月はドイツ語のレッスンのみに集中することも考えられると思います。しかし、私の場合には、奨学金をいただいていることもあり、留学中は語学ではなく医学を学ばなければならないという気持ちがありました。また日本では、時間的に語学学校に通うことは難しい状況でした。ドイツ語は初めての言語だったので無謀かとは思いましたが、ドイツ語と日本語のバイリンガルの方に指導してもらいながら仕事の空き時間などに少しずつ勉強していました。

3. 家族

　言うまでもないことですが、留学において自分の仕事以上に大切なのが、家族の環境を整えることです。家族を帯同するのか、単身赴任するのかが最初の問題です。帯同するとすれば、配偶者の仕事や、子どもの学校などの調整が発生します。配偶者がドイツで勤務するのか、大学に通うのか、単に語

学学校や市民講座（VHS：volkshochschulen）※4 に通うだけなのかによって、事前に準備すべきことは変わります。

　子どもがいる場合には、幼稚園・学校・日本語補習校などにも問い合わせを行う必要があります。また、ドイツの子ども手当を受けることもできるそうです。

4. 引っ越し

　いよいよ出発が近づいてくると、最後は引っ越しの準備です。船便を利用するのであれば、引っ越しの3カ月前には発送しないといけません。私の場合は、引っ越し業者を使わず、ドイツに持って行く荷物はすべて飛行機で持参しました。

　まずは自宅の荷物を、実家に置いておく荷物、ドイツに持って行く荷物、廃棄する荷物に分けるところから始まります。なお、引っ越し荷物には関税はかかりませんが、そのためには、税関（Zoll）に申告する必要がありますので、ドイツに持って行く荷物は申告用にリストを作成しました。不申告の場合には、ドイツに発送する場合であっても、持参する場合であっても、課税されるうえに、不申告による高額の罰金までも課されてしまうこともあるようですのでご注意ください。

　なお、税関で非課税の引っ越し荷物と認められるのは、本国で日常的に使用していたものだけなので、引っ越しの日から遡って6カ月以内に購入したものは、引っ越し荷物と認められません。留学にあたって、新しいパソコンやカメラなどを持参したいと考えている人は、日本で早めに購入し、そのレシートを残しておくことが望ましいと思います。

　税関への申告に際して提出する書類は以下のリンク※5 から入手できます。

※4　各市町村が開催する市民講座。ドイツ語を含め外国語の講座や、芸術、運動、文学などさまざまな講座が安い価格で提供されています。
※5　https://www.formulare-bfinv.de/ffw/form/display.do?%24context=BB9E239980DAEA6B9265

5. 日本での行政・学会関連の諸手続き

住民票の海外への移動や健康保健の脱退、税金関係では、納税管理人の指定や出国前の所得税の精算手続などが挙げられます。また、学会に関しては、留学による休会を認めてくれるところもありますし、留学中の専門医更新要件の特例を認めてくれている学会もありますので、所属学会に早めに問い合わせをして、後に不具合が生じないように準備することをお勧めします。

6. 書類の準備

住民登録や滞在許可申請、医師免許申請など、留学後の諸手続きに必要となる書類は、日本であらかじめ取得しておく必要があります。一部の書類（例えば戸籍証明など）には外務省からアポスティーユ（正本であることの証明）を取得しておくことが必要です[※6]。アポスティーユは、書類を外務省に持参するか、申請書や返信用封筒とともに郵送することで申請が可能ですが、持参の場合には翌日には受け取ることができるというメリットがあります。

さらに、ドイツでの行政手続きに必要とされる書類は、すべてドイツ語でなくてはならず、日本語・英語の書類に関しては、ドイツ政府が公認した公証翻訳士による翻訳が必要です。公証翻訳士は、http://www.gerichts-dolmetscherverzeichnis.de/ から検索できますが、ドイツ大使館のホームページには日本在住の公証翻訳士の一覧が記載されていますので、そちらのほうが便利です。なお、書類のなかには、発行から1～3カ月以内に提出することが要求されるものもありますので、あらかじめ必要書類をよく確認するようにしてください。

※6　http://www.mofa.go.jp/mofaj/toko/todoke/shomei/

ベルリン到着、さあどうする！

1. 住居探し

　ドイツの賃貸物件は、家具はおろかキッチンや電球すら付いていないものが普通です。また、ドイツのインターネットは、日本のように契約してすぐ使えるというわけではなく、ドイツ人ですらネット工事の遅さと不手際の多さに困ってしまうような状況です。2～3年の留学であれば、少々お金はかかりますが家具やインターネットが完備されている物件を探すほうが無駄な気苦労をせずに済むと思います。契約の際には、水道、電気、暖房代などが料金に含まれているのかは別途確認が必要です。なお、ドイツのキッチンはIHがほとんどですので、日本から調理器具を持って行く際には、IH対応型のものがお勧めです。大都市であれば、ネットで検索すれば家具付きアパートメントの取扱業者を探すのはそれほどたいへんではないと思います。

2. 住民登録・在留届

　ドイツに到着後、7日以内に住居地を管轄する役所（Einwohnermeldeamt）で、住民登録（Anmeldung）をする必要があります。用紙は、Anmeldung bei der Meldebehördeなどと呼ばれ、インターネット上で公開されていますので、事前にダウンロードして作成しておくと便利です。また、役所は午前中しか受け付けをしていないところも多いですし、ベルリンなどの大都市では、役所は予約がなくては申請を受け付けてくれないこともあります。予約（Termin）はインターネット上から取れますので、到着後の日程で事前に予約しておくとよいと思います。

　最初に語学学校の寮に入って住居探しを行う人は、語学学校で代行してくれるところもあります。その場合、賃貸物件を見つけて引っ越した後に、大家さんからの賃貸証明書を持参のうえ、住民登録の変更手続きを行うことに

なります。同時に在独日本大使館に在留届を忘れず提出しておくようにしましょう。在留届はインターネット上から提出すると[※7]、帰国時もインターネット上で申請できるので便利です。

3. 健康保険

　ドイツの施設から給与を得ている場合には、通常は法定保険に加入することになり、給料の一定割合が差し引かれます。法定保険では、特段追加の保険料を支払うことなく、扶養家族の全員が保険でカバーされることになります。手厚いサポートを受けたい場合には、プライベート保険に加入することも可能ですが、この場合、加入者全員の保険料を個別に支払うことになりますし、一般的には保険料が高額になることから、ドイツ人のほとんどが法定保険に加入しています。給与を得ていない場合には、留学生や研究者用のプライベートの健康保険に加入することになります。

　滞在許可の取得のためには、ドイツに滞在中の全期間をカバーする健康保険に加入していることが要件になります。留学先から給与を得ない予定であれば、日本を出発する前に留学生や研究者用のプライベートの健康保険への申し込みを完了し、保険料を支払っておく必要があります。

　日本語が通じるものでは Step In が有名ですが、英語であればもう少し安いプラン[※8]もあります。通常、出産や妊娠時の検査費用に関し、待機期間がありますので内容を確認するようにしてください。

4. 銀行

　家賃の支払いや役所での支払いなど、日常のさまざまな場面で、銀行口座（Giro-Konto）やデビットカード（EC-Karte）が必要になります。ドイツの銀行は、一般的には口座維持手数料のかかるものがほとんどですが、

※7　https://www.ezairyu.mofa.go.jp/RRnet/
※8　http://www.mawista.com やhttps://www.care-concept.de/ など

一部には手数料が無料のものもあります。私は CommerzBank の 0 euro konto と呼ばれる口座を開設しました。この口座は、月に 1,200 ユーロ以上の入金があれば、口座維持手数料が無料になります。インターネットバンキングの画面には英語表示もありますので、同時にインターネットバンキングの申し込みもしておくのが便利です。

　Post Bank、Deutche Bank、CommerzBank などは銀行間で提携を結んでいるので、これらの銀行に口座をもっていれば、ドイツ全土の ATM で 24 時間手数料無料でお金を引き出すことができます。銀行口座の開設には住民登録票を提示することが必要になりますので、口座開設時には忘れずに持参するようにしてください。

5. 滞在許可

　ドイツでは、日本人であれば滞在目的にかかわらず 3 カ月までの滞在が認められており、入国後、居住地の外国人局（Ausländeramt）で滞在許可（Aufenthaltserlaubnis）を取得することになります。その一方で、事前に日本で VISA を取得する必要はありません。

　滞在許可に必要な書類は、滞在目的によって微妙に異なるものの、おもに以下のページに記載されているようなものを揃えれば十分かと思います[※9]。なお、外国人局も大都市では 3 カ月先まで予約が埋まっていることがしばしばあります。留学が決まり次第、早めにインターネットで外国人局の予約を取ることをお勧めします。

6. 給与

　私の場合、最初の 2 年間は、奨学金を取得した日本学術振興会の規定上、現地での給与を得ることができませんでしたので、学術振興会から援助を受

※9　http://www.japan.diplo.de/Vertretung/japan/ja/03-konsular-und-visainformationen/031-visa/Longterm.html

けていた期間、私自身は現地で給与を得ていません。

　現地で給与を得るとなると、税金、健康保険、年金などの支払いで、給与の半分以上は差し引かれてしまいます。またドイツの医師免許を取得した場合には、税引前の給与額に応じて、医師会の会費を支払わなくてはなりませんので、額面額と手取額の差はさらに大きくなります。扶養家族の有無などに応じて税額が変わることもありますし、一定の場合には確定申告をすれば還付を受けることも可能ですので、税務署（Finanzamt）に相談するとよいと思います。

7. 車の運転について

　運転免許は、日独二国間条約により国際免許証があれば、6カ月間は運転をすることができます。その後も日本の免許証のドイツ語翻訳（在独日本大使館・領事館で翻訳が取得できます）を準備し、居住市の交通センターに行けば、ドイツの運転免許証に書き換えることになります[※10]。

　車は、大都市であればタイムシェアが充実しており、車両をスマホで検索予約して利用することができますので、あえて購入する必要はありません[※11]。車を購入する場合には、車両保険や税金の問題も発生しますし、春秋には、タイヤを冬用タイヤ・夏用タイヤに交換する必要もあり、その手数料や保管料も必要になります。カーナビは、私はGarminというメーカーのものを購入しました。別途、Web上から日本語の音声をダウンロードできるので便利です。

8. 携帯電話

　携帯電話は、通常は2年間の契約期間の縛りがあり、事前に解約しなければ自動更新されてしまいます。プリペイドSIMでも十分電話やネット通

※10 http://www.de.emb-japan.go.jp/nihongo/konsular/006menkyo.html
※11 BMWの運営するDrive Now（https://de.drive-now.com/）、ダイムラーの運営するCar 2 go（https://www.car2go.com/）など。

信ができるので、こちらでも十分かと思います。私は、T-Telekomというプリペイド SIM[※12] を使用しています。ネット接続専用のプリペイド SIM もありますので、ドイツ到着後すぐにインターネット環境が整っていない場合には、これらを購入することも考えられます。

9. 日常の買物

　野菜や果物、肉などの食材はスーパーでも手に入りますが、新鮮で安いものは、週に何度か開催される青空市場で農家や酪農家の方々から購入するのがお勧めです。スーパーには、Aldi、Lidl、Realという価格帯が安めのスーパーや、EDEKA、KAISERSと呼ばれる定価のスーパーがあり、それ以外にも有機食品のみを扱うBIOスーパーもドイツでは人気です。日用品は、RossmannやDMなどといったドラッグストアで大抵の物は手に入ります。

　デパートはKarstadt、Kaufhofなどが全国展開をしています。なお、デパートも含め店舗はすべて平日は午後8時、土曜日は昼から夕方頃まで、日曜日は完全に閉店になってしまいます。日曜日は、中央駅やガソリンスタンドのキオスク以外は開店していないので、うっかり食べるものがなくならないよう注意が必要です。

10. 日本食など

　大都市であれば、各都市にアジアショップがありますので、大抵の物は手に入ります。デュッセルドルフには、ドイツ全土に発送をしてくれるお店もあり、50ユーロ以上を購入すると送料も無料になります[※13]。また、1回の注文が200ユーロからになるので、知り合いとの共同購入でなければなかなか難しいですが、北海水産では、切り身、西京漬けや粕漬け、お刺身、おでんなど、日本の水産物・水産加工品が購入できます[※14]。

※12 https://www.t-mobile.de/prepaid-tarife/0,28064,29071-_,00.html
※13 http://shochiku-online.com/ja/
※14 http://www.hokkai.com/

11. 家事一般

　ドイツでは水が硬水なので、Brita などの水濾し器を使わないと、カルキがあっという間に付着してしまいます。カルキが付着した場合には、お酢でも多少は落ちますが、きれいに落とすには、Kalkfrei や Gegenkalk、Entkalker と記載のある洗剤を使う必要があります。洗濯も硬水なので洗濯物が黒ずみます。色もの別に洗濯物を分け、洗剤も色ものと白い服、黒い服は別のものを使ったほうが無難です。Farbe Schumutz fänger などの名称で、色移り防止シートも売っています。また、洗濯機の故障を防ぐ意味でも、軟水化剤である Calgon などを洗濯機に入れて洗濯するようにしてください。

日々の仕事
カテーテルチームの一員として

　ブランデンブルク心臓病センターは、その名の通りドイツ・ブランデンブルク州の心臓病センターですが、設立から 20 周年を迎えたばかりでドイツの心臓病センターとしては比較的新しい施設です。2004 年に Butter 部長が赴任されてから急速に規模を拡大し、2014 年秋にハイブリッドオペ室が稼働を始め、2016 年 5 月にも新たなハイブリッドオペ室が完成し、現在は合計 5 つのカテ室を使っています。2014 年 10 月にブランデンブルク州初

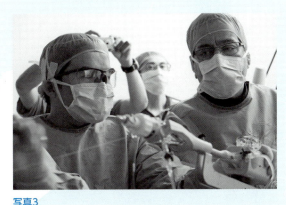

写真3
MitraClipを用いて施術する筆者（左）とButter教授

の医学部として設立されたブランデンブルク医科大学のメンバーでもあり、Butter 部長は同大学循環器内科の初代教授も兼務しています。

当センターは Structural Heart Disease intervention に力を入れていますが、PCI も年間 2,000 例近く行い、さらに開心術も年間 1,500 件以上を施行しており、内科・外科ともに充実した診療体制となっています。

仕事についてですが、日本人の医師と比べてドイツ人は仕事とプライベートを明確に区別し、メリハリのある働き方を好みます。勤務時間という意味でも日勤・当直の役割分担がしっかりと区別されていますし、業務内容も各個人の役割がはっきりしています。仕事が終われば、すぐ帰宅してプライベートを楽しみますし、長期休暇（Urlaub）も 1 年で合計 6 週間、きっちり取得します。

このようなシステムによって、スタッフは休息をしっかり取ることができ、心身ともにリフレッシュした状態で仕事に取り組むことができます。それがカテ室も含めた病院全体の明るく和やかな雰囲気にもつながっていると思います。

私の仕事については、カテーテルインターベンションチームの一員として、月曜日から金曜日までほぼすべての時間をカテ室で過ごしています。カテ室の朝は早く、7 時半過ぎから検査・治療が始まり、すべての治療が終わるのは 17 時くらいです。当院のカテ室は合計 5 つあり、すべての手技に入ることはできませんが、Structural Heart Disease intervention についてはほぼすべての手技に参加しています。当院のカテ室で働く初めての日

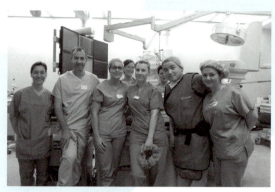

写真4　カテーテル室のスタッフ

本人ということで戸惑うことも多く、また初めはドイツ語の会話にもついていけませんでしたが、指導医の先生方、看護師などのスタッフを含め、本当にフレンドリーな方が多く、今ではとても楽しく仕事に取り組むことができています。

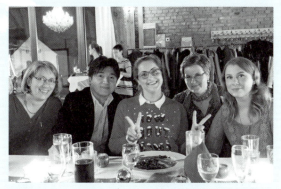
写真5　スタッフとのクリスマスパーティ

　カテーテルの合間や週末には、臨床研究にも取り組んでいます。留学中のメインテーマは、重症心不全に合併した機能性僧帽弁閉鎖不全症の患者さんに対するMitraClipの効果であり、日本の循環

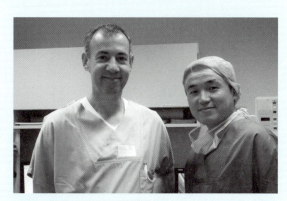
写真6　指導医のNeuss先生と

器臨床を考えるうえでも大切なテーマだと考えています。当院はMitraClip以外にもTAVIや左心耳閉鎖術などの症例数も豊富であり、これらについても並行してデータ解析を行い、研究を進めています。

ドイツ、そしてヨーロッパでの生活を満喫する

　日本と違って、病棟業務や当直、オンコール、週末の勤務もなく、非常に

メリハリのきいた生活ができていますので、プライベートも充実できるように心がけています。

　ドイツでは、夏の日照時間が長いため、ビアガーデンや公園でのんびりと時間を過ごす人が多いです。野外でのコンサートや演劇もお勧めです。日照時間が短い秋から春にかけては、オペラ、クラッシク、バレーなどのシーズンです。本場だけあって、レベルの高い公演が手頃な価格で楽しめます。クリスマスシーズンにはクリスマス市が立ち並び、街中が華やいだ雰囲気に包まれます。

　そして、幸運なことに私が留学した 2014 年にはドイツが東西ドイツ統一後初のサッカーワールドカップ優勝を果たし、国中が大盛り上がりでした。2014 年秋はベルリンの壁崩壊 25 周年、さらに 2015 年秋は東西ドイツ統一 25 周年で、ベルリンの中心、ブランデンブルク門では盛大な記念行事が行われました。このような歴史的瞬間に遭遇し、リアルタイムで経験できるというのも、留学ならではだと思います。

　また旅行も、ヨーロッパ留学の醍醐味の一つでしょう。ドイツ国内にも見どころはたくさんありますし、飛行機を利用すればヨーロッパの各地に 2 時間程度で遊びに行けるのも魅力的です。ちなみに本書企画のきっかけになったヨーロッパ留学中の循環器内科医のグループである通称「EU 会」も、数カ月に一度、週末を利用してそれぞれの留学先に集まっています。飛行機は直前割引を利用すれば、LCC でなくても割安に航空券を購入することが可能です。また、

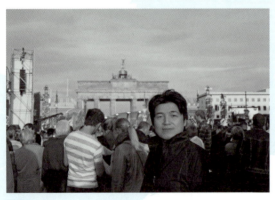

写真7
ドイツ統一25周年記念にブランデンブルク門の前で

ドイツの高速道路（オートバーン）は無料かつ速度制限がないに等しいので、オートバーンを利用して旅行することもできるでしょうし、列車の旅もお勧めです。BahnCard と呼ばれる割引カードを購入すると、特急料金も含めて割引が適用されます[※15]。

慣れない異国の地での仕事は、日本よりはるかに疲労度が高く、週末や休暇はぐったりとしてしまうことも多いですが、せっかくの機会ですので旅行に出たり、現地の文化や歴史、伝統にふれるようにすることが、充実した留学生活につながるのではと思います。

医師資格を取得して、ドイツでも医師として働く

ドイツ連邦医師法（Bundesärzteordnung：BÄO）上、ドイツ国内で医師活動を行うには、ドイツ医師免許（Approbation：BÄO §3）または一時医師活動許可（通称 Berufserlaubnis：BÄO §10）を取得する必要があります。医師国家資格がドイツ全土で生涯有効であることに比べ、一時医師活動許可は、許可を受けた州でのみ医師活動が有効になるもので、有効期間も1年または2年に限られ、長期に医師活動を行う場合には、その都度更新する必要があります。

2012年以前は、EU圏外の国籍保持者はドイツの医師国家資格は取得できないというルールだったのですが、2012年4月1日、外国人が国外で取得した資格認定に関する法（Berufsqualifikationsfeststellungsgesetz：通称 BQFG）が施行されたことにより、ドイツ連邦医師法上の国籍要件が削除され、EU国籍をもたない外国人医師も一定の条件を満たせば、ドイツ医師免許が取得できるようになりました。要求される条件はおおむね、①「（医師資格取得国とドイツとの）医学教育の同等性」（die Gleichwertigkeit

---

[※15] http://www.bahn.de/p/view/bahncard/bahncard.shtml

des Ausbildungsstandes)、②「職務を遂行するのに十分なドイツ語の知識」(die Berufsausübung erforderlichen deutschen Sprachkenntnisse)、③過去に犯罪歴や医師として行政罰を受けていないこと、医師として活動するに足りる健康状態であること、の3点です。

　もっとも、医師資格を認定するのは、医師資格申請時の居住地または勤務予定地を管轄する州の厚生省となっており、これらの要件の解釈・運用は、各州の裁量に委ねられています。特に、医学教育の同等性や職務を遂行するのに十分なドイツ語の知識という要件に関しては、そもそもの具体的な基準も評価方法もドイツ国内で統一されていない状況です。したがって、医師資格は、ドイツ全土で有効であるにもかかわらず、州によっては他の州に比べて医師資格が取得しづらいという状況も発生しています。

　私が資格を取得したベルリン州に関しては、日本の医学教育とドイツの医学教育の同等性が否定されたという話は聞きませんが、他の州では、同等性があるかどうかを確認するために試験を要求する州もあると聞いています。医学教育の同等性のテストは、受験回数に制限のある州もありますので、注意が必要です。

　語学能力に関しては、以前は、GEFR[※16]（ヨーロッパ統一基準）B2レベル[※17]の一般的な語学能力の証明があれば足りるとされていましたが、現在、大半の州では、B2レベルの一般的な語学能力に加え、C1レベルの医学専門語学能力が必要とされており、通常は、各州の医師会が開催する医学専門語学試験に合格することが必要です（ヘッセン州、ザールラント州、テューリンゲン州では、ゲーテインスティチュートやTelcによる医学専門語学試験の合格証を提出すればよいとされています）。各州のHP上の公開情報によれば、本稿脱稿時点で、C1レベルの医学専門語学能力の証明を必ずしも

※16　ドイツ語では、GER = Gemeinsamer Europäischer Referenzrahmen と呼ばれている。
　　　詳しい説明はhttp://www.goethe.de/ins/jp/ja/tok/lrn/stf.html
※17　諸説あるが、英語でいうとTOEFLで87-109レベルと言われている。https://www.britishcouncil.jp/sites/default/files/pro-ee-lesson-level-cefr-jp.pdf

要求していない州は、バイエルン州、ブランデンブルク州、ザクセン州、シュレースヴィヒ・ホルスタイン州ですが、申請時の担当官との面談で、医療に従事する十分な語学力がないとみなされれば、追加の語学試験が要求されることもあるとされています。

　申請に必要とされる書類と注意点はおおむね表1の通りですが、要件が変わることもありますので、必ず担当官に連絡を取り、確認するようにしてください。なお、日本語・英語の書類に関しては、ドイツ政府が公認した公証翻訳士による翻訳が必要です。また、原本を提出できない書類は写しを提出することになりますが、その場合にはすべての写しにコピー認証（amtlich beglaubigte Kopie）が必要となります。コピー認証は、日本国内では、在日ドイツ大使館（領事館）、ドイツでは、公証人（Notar）または市役所（Bürgermeisteramt）で発行してもらえます。

　留学に際しては、医師資格を取得するのにかかる時間も考慮のうえ、できるだけスムーズに医師活動を開始できるよう、受入先機関の協力も得ながら迅速に手続きを進めるようにしてください。

表1 留学に際しての必要書類

必要書類		注意点
日本語	ドイツ語	
申請書	Antrag	・各州の保険省の HP よりダウンロードする
履歴書	Lebenslauf	・ドイツ語で学歴（幼稚園から大学院まで）と職歴を記載 ・末尾に、場所・日付・氏名をサインする
身分証明書	Identitätsnachweis	・パスポートのコピー ・氏名変更がある場合には、戸籍謄本、婚姻証明書の追加提出が要求される
住民登録証明	Meldebescheinigung	・申請日から遡って1カ月以内に発行されたもの
語学能力証明	Nachweis über die deutschen Sprachkenntnisse	・ドイツ語 B2 試験の合格証明書［＋医師会又は一定の公認機関が開催する医学専門語学試験］ ・医師会の試験は、医師資格申請書を州当局に申請してからでなければ申し込めないものもある
無罪証明 （ドイツ）	polizeiliches Führungszeugnis aus der Bundesrepublik Deutschland	・申請日から遡って1カ月以内に発行されたもの ・居住地の市役所で発行してくれる ・"Belegart ○"の無罪証明発行を依頼し、各州の担当官宛に直送してもらう
無罪証明 （日本）	Führungszeugnis aus dem Herkunftsland	・申請日から遡って3カ月以内に発行されたもの ・居住地(出国済みの場合には最終住民票登録地)を管轄する各都道府県に出向き、指紋を採取したのち、約2週間後、ドイツ語を含めた4カ国語での証明書が発行される。受取りは代理人でも可能。 ・在独日本大使館でも申請することができるが、その場合には平均で3か月かかる。
医師資格証明／医籍登録証明	Approbationsnachweis aus dem Herkunftsland	・厚労省の医政局医事課試験免許室免許登録係が担当。申請書は英文証明書のものしか公表されていないが、同一の申請書を使って和文証明書の発行を依頼する旨を明記すれば和文での発行も可能。 ・標準処理期間は1カ月。 ・担当官によっては、初期臨床研修修了証明、医師免許証のコピーの提出や、医師国家試験の受験番号を聞かれることもある。

必要書類		注意点
日本語	ドイツ語	
医師として行政罰を受けていないことの証明書	Leumundszeugnis / Unbedenklichkeits-besch einigung	・申請日から遡って1カ月以内に発行されたもの。 ・前項と同じく厚労省の医政局医事課試験免許室免許登録係が担当。留意点は同様。
卒業証明 （医学部） 修了証明 （博士課程）	Abschulusszeugnis (M.D.) / Promotionsurkunde (Dr. med.)	
授業時間証明書	Leistungsnachweise Unterrichtszeiten	・出身大学から取得。 ・ドイツの医学教育での科目・時間数・実習時間数との比較により、医学教育の同等性が判断されるため、科目別に授業時間、実習時間を細かく証明してもらう必要がある。
勤務証明書	Zeugniss bisheriger Arbeitgeber	・日本での勤務先すべてから取得。 ・仮に担当官から医学教育の同等性が足りないと判断された場合にも、勤務実績が教育プログラムの一環と評価されることもある。新臨床研修制度導入後の医師は、研修プログラムも含め証明してもらうことが望ましい。 ・その他の勤務実績についても、勤務内容を具体的に記載してもらうことが望ましい。
宣誓書	Strafrechtliche Erklärung	・各州の保健省のホームページより様式をダウンロードする。
健康診断書	Ärztliche Bescheinigung	・各州の保健省のホームページより様式をダウンロードする。 ・申請日から遡って1カ月以内に発行されたもの。
招聘状／在籍証明書	Einladungbescheinigung/ Arbeitgeberbescheinigung	
その他		・法律上は要求されていないものの、専門医の資格証明など、医師としての適性が高いことを証明できる書類は持参しておく。

ドイツ 1 Heart Center Brandenburg

表2　医師免許申請にあたっての各州のコンタクト先

州	コンタクト先・URL
Baden-Württemberg	Landesprüfungsamt für Medizin und Pharmazie, Approbationswesen https://rp.baden-wuerttemberg.de/Themen/Gesundheit/Seiten/Arzt_Ausland.aspx
Bayern	Landesprüfungsamt für Medizin, Pharmazie und Psychotherapie https://www.regierung.oberbayern.bayern.de/imperia/md/content/regob/internet/dokumente/formulare/f_bereich5/approbationenundberufserlaubnisse/55.2_336_01_i.pdf
Berlin	Landesamt für Gesundheit und Soziales https://www.berlin.de/lageso/gesundheit/berufe-im-gesundheitswesen/akademisch/aerztin-arzt/artikel.115935.php
Brandenburg	Landesamt für Umwelt, Gesundheit und Verbraucherschutz http://www.lugv.brandenburg.de/cms/media.php/lbm1.a.3310.de/g1_anl-appro_1.pdf
Bremen	Die Senatorin Für Wissenschaft, Gesundheit und Verbraucherschutz http://www.gesundheit.bremen.de/service/leistungen_und_formulare-16818
Hamburg	Landesprüfungsamt für Heilberufe (LPA) https://www.hamburg.de/behoerdenfinder/hamburg/11414456/#anchor11414456
Hessen	Hessisches Landesprüfungs- und Untersuchungsamt im Gesundheitswesen https://rp-giessen.hessen.de/pages/rp-giessen/soziales/hlpug/humanmedizin/approbation-und-berufserlaubnis-zur-aus%C3%BCbung-des-berufs-als-%C3%A4rztin-und
Mecklenburg-Vorpommern	Landesamt für Gesundheit und Soziales Landesprüfungsamt für Heilberufe http://www.lagus.mv-regierung.de/cms2/LAGuS_prod/LAGuS/de/lph/Berufserlaubnis,_Approbation,_Zertifikat/Approbation/index.jsp
Niedersachsen	Niedersächsischer Zweckverband zur Approbationserteilung (NiZza) https://www.aekn.de/arztspezial/niedersaechsischer-zweckverband-zur-approbationserteilung-nizza/approbationen-und-berufserlaubnisse-bei-ausbildung-im-ausland-nizza-abt-1/ https://www.aekn.de/assets/downloadcenter/files/NiZzA/InformationsblattFachsprachpruefungab01042015.pdf

州	コンタクト先・URL
Nordrhein-Westfalen	Bezirksregierung Münster http://www.bezreg-muenster.nrw.de/de/gesundheit_und_soziales/approbationen_und_berufserlaubnisse/approbation/index.html Bezirksregierung Düsseldorf http://www.brd.nrw.de/gesundheit_soziales/Approbation/PDF/Merkblaetter/Merkblatt-nicht-EU-Aerzte-Approbation.pdf http://www.brd.nrw.de/gesundheit_soziales/Approbation/FAQ.html http://www.brd.nrw.de/gesundheit_soziales/Approbation/index.jsp
Rheinland-Pfalz	Landesamt für Soziales, Jugend und Versorgung http://lsjv.rlp.de/gesundheit/recht-der-heilberufe/aerzte/ http://www.aerztekammer-mainz.de/wbKenntnispruefung.php
Saarland	Landesamt für Soziales http://www.saarland.de/79167.htm
Sachsen	Themenportal Inneres, Soziales und Gesundheit der Landesdirektion https://www.lds.sachsen.de/soziales/index.asp?ID=8104&art_param=684 https://fs.egov.sachsen.de/formserv/findform?shortname=sms_ld_apparzt&formtecid=2&areashortname=142
Sachsen-Anhalt	Landesprüfungsamt für Gesundheitsberufe http://www.lvwa.sachsen-anhalt.de/das-lvwa/landespruefungsamt-fuer-gesundheitsberufe/approbation/ https://www.aeksa.de/www/website/PublicNavigation/arzt/mitgliedschaft/sprachtest/
Schleswig-Holstein	Landesamt für soziale Dienste http://www.schleswig-holstein.de/DE/Landesregierung/LASD/Aufgaben/Gesundheitsberufe/Download/ApoMerkblattErlaubnisApprobationDrittstaat.html
Thüringen	Landesverwaltungsamt http://www.thueringen.de/th3/tlvwa/gesundheit/akademische_heilberufe/medizin/ https://www.thueringen.de/mam/th3/tlvwa/550/berufe_gesundheitswesen/19-15_patientenkommunikationstest_16.06.15.pdf

自分にとっての留学の意義とは？

　これまで2年間の留学生活を振り返ってみると、もちろんいろいろと難しいことは多かったものの、留学前に目標としていた「ドイツで医師資格を取得して、Structural Heart Disease interventionの手技を学ぶ」という点について、ある程度は達成することができたように思います。一方で、これらの手技を日本に帰って自力で行っていくという点では、まだまだ経験が必要だとも感じていました。そのようなタイミングで、留学先のButter教授より留学延長のご提案をいただき、2016年春からは常勤のスタッフとして仕事を続けることになりました。これまで2年間の経験をもとに、引き続き手技の経験を重ねていくとともに、手技だけでなく、この領域全体の理解や知識を深めていきたいと思います。

　留学期間の延長は、留学後のプランや自分にとっての留学の意義について再考するきっかけにもなりまた。

　留学後のプランという点では、やはり留学中に培ったStructural Heart Disease interventionの経験を活かせる環境で仕事をしたいと思っています。TAVIについてはすでに日本でも開始されていますが、やはり欧州とのデバイスラグは否めません。またMitraClipや左心耳閉鎖については、日本での導入にはもう少し時間がかかりそうです。また、今回の留学を志したきっかけである心

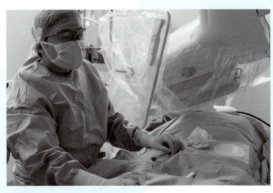

写真8
カテーテル手術を行う筆者

不全の臨床については、留学後も力を入れていきたいと思います。そして、日本学術振興会からの奨学金のテーマでもある心不全の臨床研究も継続していかなければなりません。

　ドイツの医療現場に飛び込んで2年間仕事をしたことで、多くのことに気づかされました。新しいものを創造する力、変化に柔軟に対応する力、効率性の追求などはドイツが優れていると感じるポイントです。そして、ドイツ人の「人生を楽しむ」という考え方にも見習うべき点は多くあります。カテーテル手技はもちろんですが、このようなマインドも学んで帰りたいと思っています。同時に、ドイツの医療現場での経験から、日本の医療には優れたものがたくさんあることもあらためて感じました。月並みかも知れませんが、日本人特有の繊細さ、注意力の高さ、職人的な気質、計画性の高さ、勤勉に仕事に取り組む姿勢などは、世界に誇るべきものであると確信しています。

　そんななかで、今自分のなかで強くなっているのは、「留学後には、『海外から学ぶ、海外で活躍する』というスタンスから、少しずつでも、『日本から発信する、日本をベースに世界で活躍する』というような環境に変えていきたい」という想いです。これこそが自分にとっての留学の意義であり、留学後のキャリアで目標とすべきことだと思っています。

　そして、そのためには、カテーテルの技術などの小さな視野に捉われることなく、もっともっと多くの面で、成長しなければならないと思います。目指すところは遥かかなたで、プレッシャーも感じますが、自分の好きな分野で挑戦ができることをとても幸せに感じています。

　お世話になった多くの方に恩返しをするためにも、志をもって、日々努力を重ねていきたいと思います。

第 2 章

イギリス
Imperial College London

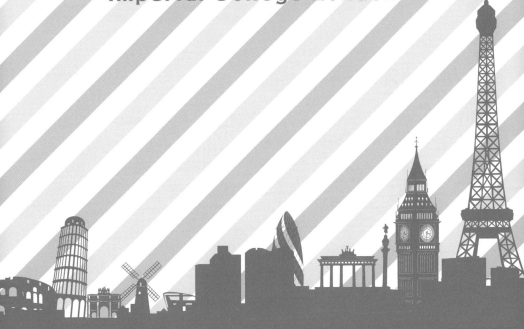

イギリス
Imperial College London

菊田雄悦

インペリアル・カレッジ・ロンドン

2002年	京都大学医学部卒
2002年	京都大学医学部附属病院内科研修
2003年	滋賀県立成人病センター循環器内科
2007年	福山循環器病院循環器内科
2015年	Honorary Research Fellow, International Centre for Circulatory Health, National Heart and Lung Institute, Cardiovascular Science, Imperial College London (Complex Cardiovascular Catheter Therapeutics 2016, the United States, Faculty)

自己紹介

　1974年生まれの男性です。業績も学位もなく2011年、37歳の時点で留学経験のある先生から、「仕事が遅い、今すぐじゃないと留学できんよ！」と言われました。宮城県石巻市出身で今も両親、親戚が住んでおり、東日本大震災があった2011年はとても留学できる状態にありませんでした。ダルビッシュ、宮里藍の出身校、私立東北高校進学コースの1期生で、Google日本法人社長だった村上憲郎さんが勧められてヒットした英語学習本『英単語ピーナツほどおいしいものはない』を書かれた川村徹先生に学びました（同書は留学前の英語の準備にお勧めです）。受験では東北大学に落ち、入試が似ていた京都大学医学部にE判定（合格率20％以下）で入りました。
　2002年に大学を卒業して京都大学医学部附属病院で1年研修後、ジャンケンに勝って希望の滋賀県立成人病センターに異動しました。循環器科に所属し、玉井秀男先生という、初の生体吸収性ステントであるIgaki-Tamai

stentを開発された、CTO PCI Masterのもとで働くことができました。10,000例以上PCIされ、山ほどステントを使用されたはずなのに、シロリムス溶出性ステント（SES）の再狭窄が少ないことについて尋ねると、「菊ちゃん、あんなもの体にいいと思う？ 金属だよ！」と叱られました。Bio-degradable PLLAに着目された原点をお聴きして驚きました。日本のカテーテル学会のDirectorをされ、米国学会TCT Master Operatorを受賞されました。生体吸収性ステントはその後欧州で開発継続され、薬剤溶出性スキャフォールド（BVS）が世代を重ねて実用化されています。

　玉井先生がセンターを去られた後、僕も何か新しい勉強を始めなくてはと思い、広島県の福山循環器病院に2007年採用していただきました。冠動脈造影（CAG）の狭窄度によるPCIを信じていましたが、同院では心筋虚血やプラーク性状に合わせた治療が重要であることを治田精一院長に教わり、CRFのGary Mintz先生、留学第2世代である竹林秀雄部長のご指導のもと、OCTによるneoatherosclerosisなどを発表することができました。

「新診断法は間違っている」と言わなくては……

　2012年にiFRという、最大充血不要だという自称FFRに代わる冠動脈圧指標がロンドンから発表されました。これを見て私は、データを200例集めて「このiFRは間違っている」と学会で言わなくてはならないと思い、学生時代にバンドを組んでいた松田潤一（京都大学工学部卒、スーパーコンピュータ京を使用した分子挙動シミュレーション、東京大学機械工学科特任研究員を経てBMComp CEO）と共同で圧波形解析を行って、2014年ACCに演題が通りました。発表するため、結果をよく見てみると、iFRとFFRは思ったより相関しています。FFRが登場した時の診断正確度は82%、ならiFRは実はけっこう使えるのかもと、発表の2週間くらい前に

イギリス 2 Imperial College London

考え直しました。ACCの1週間前、日本循環器学会で隣のポスター発表だった先生とお話すると、なんとiFR開発者 Justin E Davies とご友人です！ACCでご紹介いただき、アンチiFR演題を開発者に直接プレゼンして「iFRに興味があるので、2年間一緒に研究させて」と留学を申し込みました。

　すぐ許可が出て、Imperial College London Coronary Physiology のチームに入ると、数年以上在籍している方ばかりで、留学生ふうの人はどうも初めてみたいです。身分は現地医師免許なし、客員研究員（Honorary Reaserch Fellow）で3人の娘が、11歳、9歳、7歳の時に渡英しました。大学からは無給です。留学からはほど遠い時期もありましたし、学生時代に歌っていなかったら、違う分野の研究をしていました。将来何が役に立つのかさっぱりわかりません。そして今まですごい人になぜか会えます。ジャンケンとか、お隣の先生の人脈のおかげです。

留学国紹介

1. オリンピックで魅力アップ

　イギリスとかロンドンと言うと、食べ物がまずい、古いなど、あまりいい印象をもっていませんでした。実際に来てみると、食べ物はかなりおいしいと、他の日本人もみんな言っていますし、絵画、彫刻、美しい街並み、パリに次ぐ世界第2位の観光都市だけあって、通勤で街を歩くことすら楽しめます。僕もそうでしたが、芸術と言ったら他の欧州の国を思い浮かべる方が多いと思います。ミュージアムは教科書に載るほどの有名な、スケールの大きな作品がたくさんあるのに、入場料無料のところが多く、子どもの half term の宿題は「博物館、美術館、図書館に家族で行きましょう」だったりします。

　Half term というのは、学校は3学期制なのですが、それぞれの学期の中間に7～10日の休みがあるんです。子どもがいる先生方はみんな家族旅行

です。ロンドンはとても教育的、芸術的、文化的な街だと思います。ロンドンに住むことが、現地の方にはステータスらしいです。2012年にロンドンオリンピックがありましたが、この2年前からお金と人がたくさん

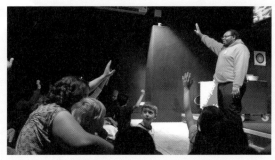

写真1　博物館、美術館の主要なものは入場無料で、教育的だが、子どもが何度でも楽しめる工夫がたくさんある。教え方や教材って大事

入って、おいしい店は増えてさらに魅力的になったと他国の方からもお聴きしました。果物も安くてとてもおいしいです。ロンドンの人たちのお勧めはLondon Bridge 近くの Bourough Market です。おいしいのをたくさん試食できます。アイスはリットル単位で売っています。

2. ロンドンに住むことはステータス

　周囲の先生方は家賃100万円クラスの家に住むことが多いようです。ロンドン旅行で物価の高さに驚かれた方も多いと思います。留学生の家賃は平均月30〜40万円（1,800ポンド）と聞いています。個人留学なら、Flatを安くシェアしている人も多いです。外食はたしかに高いですが、最近は安くておいしいスーパーが賞を受けるなどして、住めば食費は意外と大丈夫です。

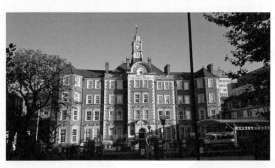

写真2　Hammersmith Hospital。大学病院の一つで、循環器や小児科などが入っている

3.「日本」はブランド

　「日本」というのがブランドらしく、日本で食べると750円のラーメンが、こちらでは1,700円です。「Superdry 極度乾燥（しなさい）」の服は英国産でかなり売れていますが、地元の人によると「日本語が書いてあるので、品質の良い日本産と思って」買っているそうです。Kittyはかなり人気があり、ポスターだけで小さな女の子は騒いでいますが、日本のものとは思っていません。日本人が「Kittyって日本のものだよ」とクラスの子に話したら「Kittyってどういう意味か知ってるの？」と言われたらしいです。名前から入るんですね。

　日本人医師の発言は、わりと現場で引用されていて、信用されている感じがします。先輩方のお仕事によって、日本のレベルがある程度良好と認められている様子で、始めはいろんな先生が話しかけてくれます。また日本人は英語ができないと思ってくれていますから、少しでも話すと喜んでくれます。

4. 寛容、思いやり、家族優先、効率は後回し

　手術の日程、外来の予約は平気で変更されます。ある先生しか施行しない手術症例が集められた日に、執刀医が連絡なしに来なかったりします。また外来患者が、受付に「9時30分予約の○○です」「あなた予約がないわよ」「あれ？　でも電話もらったんだけど」「それは誰かが間違って電話したんじゃないかな」「じゃ早くていつ診てもらえる？　今日は？」「今日は空きがないから、明日の10時が一番早いね」「See you」1分以内にさらりと帰宅します。日本だったら揉めたり、どうしてそうなったのか追及したりしそうです。また、手術中に亡くなっても「天に召された」「病気が重篤だった」と説明しますが、上級医が研修医に説明させたりしています。許容の範囲、病気のとらえ方、医師への信頼、感謝の様子が格段に違っています。

　子どもや妊婦さんにとても優しいです。「Baby on board」というバッチをつけた妊婦さんが地下鉄に乗ると、知らない人におめでとうとハグされた

りするのだそうです。また、子どもを連れて入れる店は多いですし、子どもがうるさくても迷惑そうにされることはありません。むしろ笑顔で優しく話しかけられることのほうが多いです。子どもを連れていて感じられるプレッシャーはなく、娘と歩くとむしろ「You are a lucky man！」とすれ違う人に言われたりします。

5. 電車内ベビーカー問題

　日本ではメディアでも取り上げられていましたが、ベビーカーをたたまずに乗車することで乗客4～5人分のスペースを占拠してしまうため、マナーがいかがなものかとする問題があるそうですが（電車にあまり乗ったことがないので、知りませんでした）、欧州では子どもを連れていることは、他人にもとても歓迎されます。親には席を譲りますし、ベビーカー優先スペースでなくても、たたむことはあり得ないし、ベビーカーや子どもに対して嫌な顔をすることはマナー違反です。取り上げた記事には「その電車に乗れず遅刻したらどうしてくれるのか」という意見も記載されていました。欧州なら昼に出勤しても、みんなにこにこして「Hey!」です。執刀医が予告なしに来ないことも珍しくありません。患者さん、お客さんは怒らないのか？ みんな待ったり、予定変更したり、冷静に対応しているのをよく見かけます。

6. 大英帝国時代のつながりは、まだ生きている

　その時代に植民地であった国地域（Commonwealth：共和国）から、本人や祖父母が移住した方がとても多く、ビザの取得や選挙権などに関しても優遇されています。循環器メンバーを見ると、実質大部分がこうした国々からの選抜チームになっていることに驚きます。始めから国際チームを組んでいるようなもので、世界ランキング10位以内に4大学が英国から入るのも納得できます。またそのなかでご活躍され、この評判を築いてこられた日本の先輩方は偉大だと痛感します。

7. 実際に体験することの重要性

「国内で業績を上げればいい、なぜ英国に行く必要があるんですか？」と留学前に尋ねられ、全く返す言葉が見つからず、国内でご活躍されて海外でも高く評価されている先生方の前で、「その通りだ」と納得してしまいました。主要海外学会でも、日本の発表演題数は1、2位であることが多いです。欧州の人たちに、日本人や日本製品はすごい、とも言われます。iPhoneの前は全部SONY製品だったよ、と。

診断治療ガイドラインが論拠とする論文や、新しい技術はどこからきているでしょう。ちゃんと調べたわけでなく印象ですが、そのような最重要の国際共同研究を主導している国際共同研究の主宰者（PI）や、教科書やガイドラインを見ていると、どうも欧米主導が多いような気がします。また、たとえ国内であっても、異動するといつもたくさん新しいことを学べていました。何か新しいことを学ぶために、チャンスがあれば海外で学ぶのはきっとおもしろいだろうと思っていました。英語も海外も好きですので。

ところが、英国や欧州に実際住んでみると、全く勘違いしていたと思い知らされました。先進国の度合いがこんなにも違っていたのかと、かなりの衝撃を受けたのです。メディアから本当の印象を得ることは、自分にはできていなかったようです。実際に体験することの重要性を毎日感じています。きついですがその分、新しく知ることも多いのかなと思っています。

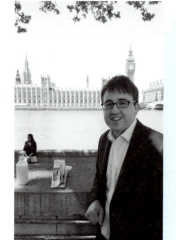

写真3 PCR学会iFRライブ前の打ち合わせに、Kings Collegeの大学病院を上司に紹介してもらったところ。ちょっとした移動すら観光のような市内です

キャリアにおける留学の位置づけ
留学半年過ぎて思うこと

　正直なところ、これまであまり先が読めたためしがありませんし、自分のキャリアに留学をうまく位置づけるのは難しいです。自分が興味をもって取り組んだ FFR/iFR の研究結果がおもしろかったため、iFR を発明した先生に急遽留学を申し込んだというのが実際です。その 1 カ月前には、iFR を全く信用していなかったし、自分

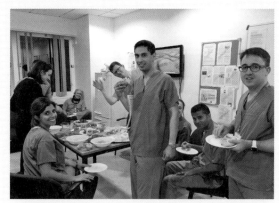

写真4　TCT Live DemonstrationでSYNTAX II症例をiFR SCOUT, co-registrationを使用してPCIを行った。システム開発のためのプログラミング、新システム画像構築、ライブ配信の指示、それぞれの得意分野を生かして無事本番が終了し、みんなの安心した表情。ライブ画像の症例選択、新システムのための症例選び、データ収集、開発関連会議、アルゴリズムの修正など、変わった経験をさせていただいた

のキャリアを予測して位置づけながら、選択できている感じではありません。時に展開が速すぎて混乱することもあります。

　いろんな留学生の仕事内容を見ると、国際研究リード、新技術用のデータ収集、TCT ライブ配信、最大規模の多施設研究共同解析、大学の冠動脈研究会での講演、欧米の有名講師レクチャーの日本語訳、冠動脈に血流を生じる Wave intensity の解析、予後調査、多国間会議など、留学施設でなければあまり経験できないことをしている先生もいます。帰国後、変わったことができるように、なるべく今のうちに幅を拡げておくのが、留学の位置づけになるかなと、留学半年過ぎた今では思っています。

留学先施設の選定とアプライ

　留学先は、自分の研究結果を見て決めました。Coronary Physiology の研究をしていたのですが、比較研究の結果、新技術がかなり臨床で使えそうだと感じ、その技術の開発者に留学をアプライしようと思ったためです。

　研究を始めたきっかけは、新技術が使えるはずはない、それを大きな学会で発表しなくてはならないと思ったためです。使えないものを JACC に掲載するなんてとんでもないやつらだと思っていました。僕の作戦としては、従来技術と新技術をできるだけ自施設で集めて比較し、新参者がどれだけ間違っているかを発表しようというものでした。そして 1 年ほどの研究期間で 220 例の症例を集めることができ、新技術がどれほど従来技術と異なる結果を出してしまうのか、しっかり結果を出すことができて、ACC に演題が通りました。

　ところが発表の 2 週間前になって、よくよく自分のデータを見てみると、新技術と従来技術の相関係数があまりに高いことが、どうしても引っかかりました。日常臨床のデータで、しかも自前のプログラムで相関係数 0.8 というのは高すぎる……。発表直前に混乱しました。発表そのものは新技術にアンチな演題ですが、どうやら彼らの言う通り、意外と実臨床で使える技術なのではないかと、自分の考えが 180°変わってしまいました。

　予想とは逆サイドに興味が湧いたと自施設の周囲の先生方に相談して、新技術の開発者である Justin Davies 先生に留学をアプライしてみることを許可していただきました。発表の 2 週間前のことです。発表演題は半年前に submit していますから、自分の印象と発表内容はなんと真逆になってしまいました。

　留学前の施設では働き手が減ってしまうわけですから、留学許可をくださった院長には本当に感謝しています。アプライは、(周りの先輩方に不要と言われたので) 推薦状は持たず、ACC2014 でアプライしたい Davies 先

生の前で自分のアンチ演題をプレゼンしておきながら、留学させてくれと頼みました。留学後の研究計画の詳細までは提示できませんでしたが、自分がこれまでの研究のなかで興味が湧いた内容、自分のデータと知識の不足している領域、次に研究したい内容については、アプライの際にDavies先生に伝えました。すると研究方法の各部分についてたくさん質問を受け、MDかPhDかを聞かれ、留学をアプライして5分後には「いつから来る？」と留学許可が出ました。PhDがないと留学許可を得るのは厳しいと言う先生もいましたが、上司によるようです。Davies先生は「MDだけでも気にするな」と言ってくれました。留学したいなら肯定的な情報を信じて、アプライしたい先生に自分の仕事を見せるのがよいと思います。

　同時期の僕以外の留学生では、大学からの推薦を持っている先生が多かったですが、仕事そのものを見せれば、アンチ演題でさえ十分に可能性はあるという証拠になると思います。上司と同い年でも気にせず、やりたいことを話してしまいましょう。

　英国では小さい時から自信をつけること、自尊心を育てることが重要な教育目標になっているようです。小学校、中学校からの文書、メールなど、あちこちに記載されています。多くの場合、世界的に有名な先生に留学をアプライされることになると思いますが、腰を低くしないほうがいいのかも知れません。欧州の学会では役員でもたいてい笑顔で気さくな感じです。また相手はご多忙の先生だと思いますので、出番の合間の超短時間でお話することになると思います。欧州留学は、無給でスタートすることが多いそうですから、何度も頼めば了承してもらえる、というアドバイスも留学を経験されている先輩方からいただきました。

語学

　英国の人はみんな日本語を覚えたり、教えてくれと言ったり、日本の言葉、文化、ニュースに興味をもって話しかけてきます。これは礼儀ではないかと

感じます。そうならば、留学を申し込む時点でなるべく、きちんと英語を話して、一緒に働いていけそうだと感じてもらうのが礼儀かもしれないと、渡英後数カ月経って気がつきました。駅員ですら、日本語で笑って挨拶をして、子どもに折り紙を渡してくれるんですから。僕は IELTS 受験経験もなかったのですが、苦手だからとか言っている場合ではなかったんですね。

　英語以外を話す国であっても、留学中から活躍される先生方は、留学直後から現地の言葉をきちんと話して、仕事を引き受けていたと聞きます。言語で留学先を決めたり、あるいはその言語の十分な準備をすることは必須だと思います。

　僕は「英語どうするん？ ちゃんとやれよ」と上司に言われました。みなさんは、十分に準備することをお勧めします。

上司の性格

　もし上司を選べるならば、上司の性格も重要ではないかと思います。国内の先生方からでも、留学先の上司がどんな方か知ることができると思います。僕の場合は誰に聞いても「とてもいい人」という話でした。冗談がとにかく好きで、よくからかってきますし、カテーテル室を去る時に、柔道場を去る時のように深々とお辞儀を突然したりします。いちばん驚いたのは、上司の発明であるiFRについて良くない結果を算出した時に、ちょっと緊張しながらプレゼンしましたが「おもしろい、発表する価値があるね」と言ってくれました。その夜、上司からのメールには、「Remember try and keep your mind open and never fall into the traps of thinking one thing is "Correct" and one thing "Incorrect". In reality most of what we do is shades of grey!」と書かれていました。どの臨床指標・治療も完璧なものはなく、常に客観的に評価しなければいけません。

　200通りのプログラミングからようやく発見した自分の発明について、悪い点を見つけたことを喜べるかどうか。たしかにチームはもともとみな裕

福だし、発明が売れなくても影響はないかもしれませんが、アンチ演題を許可するとは、組みやすい上司なんじゃないでしょうか。原稿がもし受諾されたら、ですが、当大学から出る初めての「iFRが悪くなる時」をご覧いただくことができると思います。

　学会でアンチiFR演題をプレゼンした人間に5分で留学を許可したことも、似たようなエピソードかもしれません。こんな上司なら、自分の解析や仕事を無駄に制限されることはないでしょうし、より公平に統計・科学ができると思います。また、多施設研究では、他の施設に権威がおられて、当大学チームの演題にストップをかけてくることもあります。大規模多施設研究データで演題を作ってさえしまえば、比較的簡単に受諾されるのかなと思っていましたが、すべての施設から了承を得ることがかなりの関門になるようです。PIである上司に、他大学の教授から直接どんな連絡が入ったのか知ることはできませんが、とても悔しそうな上司を初めて見ました。そんななかでも、演題がストップしたことついて私のことをいろいろと気遣ってくれていました。ただでさえ留学中はたいへんな経験をすることになると思いますが、このようなボスやサポートしてくれるチームメイトが一緒なら、相当ストレスが減ると思います。

　いろんなボスの講演会に行ってみましたが、他の技術を完全否定し、自分サイドの技術のみを信じるように力説するタイプの方もいますね。そうしたボスのチームに留学すればより大きな仕事ができるのは確実かもしれませんが、チーム内のストレスもすごそうだと勝手に想像しています。体験はできませんが。

留学準備

1. ビザの取得

　英国留学にはビザが必要ですが、僕はAcademic visitorを取得してしま

いましたので、1年間のみ有効でした。このビザは1年間大学を休んで他の大学に留学し、新しいアイディアを得るためのサバティカルリーブ用なのだそうです。ですので1年までしかビザをもらえません。僕は2年留学したいので、2016年3月に帰国して、次はTier 5を取得しようと思っています。毎年のように手続きは変更されますので、必ず申請時に確認してください。　参考にしていたのは「曇り時々雨、所により一時晴れの国で」というブログ[※1]や、英国政府のホームページ[※2]で、ビザ申請センターは東京と大阪にあります[※3]。マニラ大使館にパスポートが郵送されて審査されます。2015年3月の申請時は10日程度でビザが家族5人分届きましたが、1週間程度で返してくれるサービスに追加金を払ってお願いすることもできます。

2. 必要な書類

　必要となる書類は表1の通りです。

表1　ビザ申請の必要書類

・Certificate of Sponsership（Tier 5の場合）	・ホテル予約か賃貸契約書
・申請期間中、有効なパスポート	・航空チケット（ビザが切れる前に帰国する分も）
・パスポート写真	・Invitation Letter
・住民票（英訳）	・1年以内の学会発表などの仕事が記載されているもの（英語記載）
・戸籍謄本（英訳）	・NHS保険料の支払い（家族全員分）
・職員証明（英訳）	・ビザ申請用紙、署名
・源泉徴収（英訳）	・ビザ申請予約票
・半年分の通帳コピー（英訳）	

※1　曇り時々雨、所により一時晴れの国で：http://blog.livedoor.jp/ktath/?p=14
※2　英国政府：https://www.gov.uk/tier-5-government-authorised-exchange/eligibility
※3　ビザ申請センター：http://www.vfsglobal.co.uk/Japan/applicationcentre.html

また確実に手続きするために、業者に頼まれる方も多いですが、わりと後悔していると聞きます。確実にビザを取るために不要な書類もたくさん集めるように言われるそうで、高額料金の支払いを考えると割に合わなかったそうです。ただ、正しいビザのカテゴリーを知るためには、手っ取り早い方法かもしれません。大学から給料が出ない先生は Tier 5 です。大学から給料が出る先生は Tier 2 ビザ[※4] を持たれています。うらやましいです。

　ビザが下りるまでの手続き、また留学中いったいどうやって仕事をしたらいいのか、不安だと思います。留学直前、当直中の深夜に、留学中からご活躍されていた先生がいらっしゃって「もし先生が何の仕事も残せなかったとしても、先生が苦労していないとは誰も思いませんから、心配しないでください。どれだけネタを作るかが勝負ですよ」と言ってくださいました。この言葉には本当に救われました。ここに書けないネタがありすぎて困るくらいです。

留学中の生活環境

1. 家探し

　住居は、イタリアのようにビザを申請する前に契約しなくてはいけない国もありますが、英国はその必要はありません。ただ事前に住居を予約しておくことができないので、確保したいなら家賃を、確保するその日から払う必要があります。またビザが下りるまでのあいだはパスポートがマニラ大使館にありますので海外に行けません。2 カ月前に家を見に行って、確保したい物件があれば確保、なければ不動産屋さんに Skype などで紹介してもらうのもいいかと思います。

※4　Tier 2 ビザ：https://www.gov.uk/tier-2-general

不動産屋さんは、日系が便利ではないでしょうか[※5,6]。なんせ英語では「二重サッシ」などの専門的な用語がわかりません。また日系業者さんの料金は比較的安く、生活情報など初期に必要な住居以外の情報も日本語で教えてもらえます。エイブルロンドンの小原さんにはたいへんお世話になりました。

2. 住居のタイプ

　House、semidetatched house（狭いながら前後に庭あり、子どもが騒げます）、flat（通常庭なし、防犯上最も良いと言われます）があります。House系はやや高めで、庭の手入れをする必要がありますが、花を植えたり、鬼ごっこできるように植木をカットしたりもできます。Flatは子供が騒いでしまう年齢の時には気が引けますね。部屋の数は、家族の人数によって制限があり、違法にならないように、ある一定以上の大きさの部屋を契約することになります。

3. 住む場所

　日本人留学生が多い街は、北のFinchleyと西のActonです。日本人学校はActonにあり、近くのEaling Broadwayにはたくさんの店があって、なんでも揃います。僕は上司たちにFinchleyを強く勧められましたが、その理由

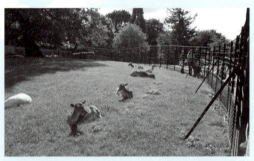

写真5　寄附で運用されている無料の公園だが、まるで動物園のよう。お勧めの地域に住むのは高いが、学校の質、施設、防犯、近所の人がとても優しいなど、地元の人が勧めるだけの理由がある

※5　エイブルロンドン：http://www.able-london.co.jp/
※6　ロンドン-東京プロパティーサービス：https://www.london-tokyo.co.uk/

は家賃が比較的安いことと、良い学校があることです。私立の学校は年間1人150万円（8,000ポンド）くらい学費がかかります。うちは小中学生3人の娘がいるので、良い公立校のあるところを勧められたわけです。

　大学院生で小さな子どものいる家庭も多く、入学の際に引っ越すのは、こちらでは普通のようです。とにかく子どもに合わせて生活をする、仕事に行けなくても子どものためなら仕方ないという考えです。上司は世界47施設のネット会議に、子どもの用事で大幅に遅れてきました。PIなのに。

4. 給与など

　福山循環器病院から、留学サポートをいただいています。留学サポートの制度ができて僕は2人目の留学生でした。1人目の佐藤克政先生はColombo先生のところに留学中にFACC、FESCを取得されて、現在は福山でTAVIをされています。

5. 大学との契約

　Imperial Collegeからは「給与が出ることは、あり得ない」と言われました。他の情報をあたってもこれは確かなようです。実際留学してみてわかりましたが、チームの理工医学的力量は尋常でありません。ガイドラインを変えそうな研究が各チームにあります。彼らを押しのけて給料をもらったり、役職を得たりするのは至難の業と感じます。ビザや大学との契約も無給と明記されています。

　さまざまな財団や企業が出資するグラントを申請して、なるべく多数のサポートを得ておくことが重要だと思います。こちらではグラントや給与が何カ所から出ているのか、上級医にすぐ聴かれます。たくさん資金を得る力が評価になるからです。国公立大学で企業などから資金を得ることが問題とされる国もあります。でも英国王立大学では上級職の条件に「外部から資金を獲得する力がある」と明記されています。新しい医療技術の開発をする際には失敗がつきものですし、潤沢な資金が必要とされそうです。現実的なシス

テムなのかも知れません。

6.「家族はこっちに馴染んでる？」

　いろんな人に毎日のように聞かれる言葉です。英国では、給与を十分得ている、良い家に住んでいる、子どもが良い学校に通っていて教育に配慮している、休日を楽しんでいる、そのすべてが評価対象であり、実際各人がすべてを充実させようとしている感じがします。生活基盤がしっかり整うまでは、仕事にありつけません。留学してすぐの頃、子どもの学校がまだ決まっていない（申請後、区役所からの返事には1～3カ月かかります）のに出勤したら、教授に「すぐ家に帰れ。子どもを学校に通わせることが最優先だ」と注意されました。仕事の前に家族というのが鉄則になっていて、これを守ると仕事が任されやすいと感じます。家族が風邪をひくと、カテ室責任者でさえ出勤しません。待つ、延期、予定キャンセル、そうしたことに驚くほど寛容です。家庭を含めて、みんなお互いの事情を尊重しています。

7. 受診、GP登録

　日本人向けの医療センターがあって、留学保険に入ればそちらを勧められるかもしれません。地元や受診経験者に聞くと、地域のGP（かかりつけ医）を奨められることがあります。僕の場合にはすぐ近くに評判の良いところがあったので登録に行きました。Finchleyに住まれるならお勧めします。
住所：Cornwall House Surgery, Cornwall Avenue, Finchley
　登録には住所の書いてあるハガキや、不動産契約書など、実際に住んでいることを証明できるものとパスポートを持参します。1カ月くらいで登録できて、無料で受診できるようになります。英国ではNHS（National Health Service）受診が無料です。また通訳も希望すれば無料でつきます（ただこの費用が巨額であることが問題となり、2015年途中からビザ申請時に払う金額が上がったようです）。

8. 歯医者、インフルエンザワクチン

ご存じの通り10万円など、治療費は高額になりますから、みんななるべく行かないようにしています。保険がききません。インフルエンザワクチンは近くの薬局で接種できます。薬剤師さんが注射してくれるそうです。近医ではしてくれない可能性があります。

仕事のための準備

1. 最重要なのは英語！

留学の準備はいろいろ不足していましたが、なかでもぜひ準備をしてもらいたいのは英語です。事前に語学留学してもいいくらいです。インターネットのでもいいですし、英会話学校に通っていた先生もいました。海外旅行が不自由なくできるとか、学会でそう困らなかったくらいでは全く足りません。日本のカテーテル室では、術者が小さい声で何か言ったのを聴き取って、看護師さんや技師さんがパッと動いてくれますよね。あれくらいできれば、仕事の幅が相当広がると思います。また朝はみんなで談笑しますし、大学間会議では意見を述べたり、研究計画を説明したり、新しい研究テーマをみんなに理解してもらう必要があります。英語圏以外の出身でも、それくらいできている医師がほとんどです。カテーテル室では特に、学会発表のようにはっきりと長くは説明してくれません。単語で、小声で話すことが多いし、擬音語やスラングも入っています。

僕自身は医師免許を持たずに、Research Fellow として冠動脈生理学データを収集、解析したり、ガイドライン策定委員の先生にメールをしたり、アンギオ新システム開発の他国の担当者と話したり、自分の言葉がこれで適切なのかわからないまま仕事をしています。雑談についていけずに、中東出身の先生が説明してくれたり、仕事メールは正しいかどうかわからないけど送

信したり、英語は最重要だった！と感じる毎日を送っています。考えてみると、そんな研究者のサポートをするために、チームメンバーがいるわけではありませんね。今日も聴き取れない英語に冷や汗かきながら談笑していました。英語の準備は超重要でした！

2. 統計学と統計ソフト

　留学後の先生からとても重要と聞きました。統計の解説書は数冊持っていけば事足りると思います。留学前にチームメイトから勧められた統計ソフトは Stata でした。日本ではあまり教科書がありませんが、『Stata による医療系データ分析入門』（浦島充佳著）を購入して渡英し、大学院で仕事がもらえるまでのあいだに独学しました。僕は大学院で使っていますが、Stata は個人購入でも比較的安価です。

　R も多くの大学院生が使用しています。Imperial College では R の授業も受けることができます。この 2 つはプログラミングのようなことができるので、面倒な解析がわりと早く修得できる気がします。渡英前には他のソフトをいくつか使用していましたが、より詳細な統計が短時間でできそうな印象を持っています。

3. プログラミング

　私は初対面の時、上司にプログラミングができないことを伝えました。でもある日 MATLAB というプログラミングソフトで波形解析をするように突然指令が……。超多忙なチームメイトが PC にインストールしてくれて、アマゾン UK で入門書を注文しました。

　当院循環器の教授は代々、波形解析を行ってきているようです。上司が留学前に言っていたのですが、確かに数百のアルゴリズムがあります。このたくさんのなかから新しい指標が、基礎的なものと、実用的なものとがいくつも生まれ、Circulation、Hypertension や JACC に時折登場していました。

　論文を読んでも、こうした新しい物事が発表されるまでのプロセスを見さ

せてもらえることに、留学の価値はあると思います。実際の成り立ちを見聞きして、ゆっくりですが、ようやく論拠が見えてきたと実感できます。コーヒーを入れてくれ、論文の書き方を指導してくれる面白い教授、いったいどんな人なのかと思っていたら、凄腕プログラマーだったのです。

4. 英国医師免許

　医師免許については、Structural、不整脈など手技を学ぶなら必須ですね。日本人にとって英語の壁は相当のものです。臨床をするには、IELTS で 7.5 点以上を取る必要があるそうです。そして取れずに留学期間が終わった先生も珍しくないようなので、かなりの準備が必要だと思います。半年英語を勉強して 0.5 点伸ばせるかというほど IELTS の準備はたいへんだそうですので、かなり事前から英語の準備をしたほうがよさそうです。また 4 項目中の最低点も考慮対象なので、注意が必要です。また落ちても、直接交渉する強者もいるようで、押しが大事だという噂も聞きました。真偽は定かでありませんが。

　日本人の場合には、英語だけでなく、OSCE 等 General Medical Council が管理しているすべての試験に合格する必要があるので、結局は現地の医学部生と同様の試験をすべて通過しなければならない制度です。日本の医師免許には、英国での特別制度は調べた限りありませんでした。臨床が目的であれば、フランスなどに留学するほうがよいのかもしれません。欧州出身なら、英語の点数だけで臨床に立たせてもらえるので、待遇が全く異なります。

5. EEAの医師免許互換制度

　EEA 加盟国 18 カ国では、医師免許と専門医資格の相互承認が行われているため、原則として互いの国での自由な診療活動が可能です。EEA 市民で加盟国の医学部を卒業し医師資格を持てば、他国で医師として働けます[※7]。

※7　http://www.interq.or.jp/tokyo/ystation/medical3.html

日本人医師は、現地邦人団体の日本人クラブなどからの要請があった場合のみ、医療行為が認められます。人数は数人に限定。外務省などが、おもに公的病院関係者から選抜するということで、事実上この方法は不可能に近そうです。

　僕は手技をするより、臨床研究をしたいと思って留学しています。医師免許を取得すると、外来に出て、GP に毎日電話して、当直当番をして、研究計画を会議で通して、さらに論文を書かなくてはいけません。それよりは、好きな PCI をガマンして手技を捨て、研究に全力を注いだほうがよいかなと考えています。

6. 国内で準備できそうなこと

　その分野の論文を読むこと、統計がひと通りできるようにすること、英語の勉強、共同研究の開始くらいしか僕には思いつきませんでした。国内で論文を仕上げる、PhD を取得する、共同研究できそうなデータを留学施設に持ち込む、研究計画書を持ち込む、なども有効かもしれません。

留学生活の実際

1. まずはセットアップから

　留学が始まるとまずセットアップといって、銀行口座を設けたり、子どもを学校に入れる手続きをしたり、役所と交渉したり、大家さんと連絡を取ったり、不動産屋ともたくさんやり取りをしなくてはいけません。家の傷の写真を撮って残したり、電気、ガス、水道、テレビ料金、ロンドン市民区民税を納入、GP 登録したりします。

　先輩留学生が誰かいれば、全く同じことをやるのが近道なので、その先生と秘書さんと連絡を取りながら手続きを進めることができます。秘書さんに、日本と英国の住所が入った Letter を作ってもらえば、上記の手続きでたい

ていえるので便利です。

2. 銀行口座～ネットや電話の長期契約

渡英直後は、Top-up といって1カ月ごとの短期契約の UK phone や SIM などを持ちます。1年などの長期契約はお得ですが、UK bank account が必要です。口座を作るには（HSBC は英国以外で順調なので、撤退を考慮しているというニュースが 2015 年夏にありました）、支店に行ってまずアポイントを取り、必要な書類を指示されます。中心部だと1カ月以上待たされることもありますが、Finchley 周辺なら1週間以内で約束が取れます。

3. 子どもの学校について

学校は私立と公立があり、いちばんの違いは学費です。留学生の場合には、企業の駐在の方と違って、子どもの学費がサポートされないと思います。ですから留学生はほぼ公立校を選択しています。地域は北の Finchley と、西の Acton（日本人学校があり、最も日本人が多い）がお勧めです。申し込みは区役所で行います[※8]。優先されるのは、学校関係者、障害者など特別なサポートが必要な生徒、兄弟が通学している生徒、近くに住む生徒、といった順番になっています。このため住居を選択する時、予め評価の良い学校を探しておくのもよいでしょう（住居を選択した理由が学校の目の前だから、という先生もけっこういます）。OFSTED という評価機関のページがあり[※9]、最高評価 outstanding を取った学校は看板に大きく表示しています。家を見て回る時に見かけるでしょう。区役所ページに第3候補まで希望を入力できます。

[※8] Finchley のある Barnet 役所：https://www.barnet.gov.uk/citizen-home/schools-and-education/school-admissions/primary-school-admissions.html
[※9] https://www.gov.uk/find-ofsted-inspection-report

誕生日による学年の計算は、区役所のページで申し込む時に自動で表示されます。また意外と申請方法がわかりにくいので、スマートフォンやパソコンなどを持って区役所に行くと詳細に教えてくれます。

　申し込んでから約1カ月で封書が届き、受け入れ可能な学校が記載されています。すぐに編入を了承するか、あるいは編入を拒否する十分な理由がなければ、子どもの教育を受ける権利を侵害することになるため、それなりの理由を記載して返信すること、と書いています。1カ月も待たされて、その文面はないだろうと感じますが、もし評価の悪い学校だったとしても編入します。他の学校の waiting list に残してもらうことが可能ですので、順番が来たら転校できます。その際にも、上記と同じ優先順位が適応されますので、3番目であっても、近い家に住む子どもが list に載ると順番が下がったりもします。ただ地元での情報によると、上記の地区であれば他の地区よりも学校のレベルが高いらしいのです。地元の方も、子どもが4歳になるとしばらく仕事を休んで、Finchley 周辺に引っ越します。子ども時代に Finchley に住んでいたという大学院生にもいます。

4. 9月始まりの学年

　日本は4月から学期が始まりますので、8月生まれまでの子どもは1学年上になってしまいます。入学が許されるまで、あまり仕事もありませんから、子どもの学習をサポートしておくといいかもしれません。小学校の懇談で、うちの子どもは「算数がちょっとできていません。このあたりの答えが空欄ですよ。がんばりましょうね」と言われました。日本ではこちらと学年が違うので、算数を習うの初めてなんです、夏休み中に掛け算表を初めて覚えたんですと伝えると、「ええ？！　すごいできるね！　掛け算表とか、たくさんできてたよ！」と評価が一変しました。子どもの学習サポートのため、先生との会話もなかなか重要だったみたいです。

　教育のことを考えると、お子さんがまだ学校に通わない小さいうち留学してしまうのがよいと思いますが、もし留学先で出産するとなると言葉もたい

へんです。ただ実際に欧州各国（イギリス、フランス、ノルウェー）で出産経験された方によると、全く言葉の心配はいらないそうで、費用も NHS を使用すれば無料になるようです。そうは言っても選択の余地はそれほどなく、留学したい時はとにかく行くしかないとは思いますが。

ようやく仕事！

1. 日々の仕事

セットアップが終わるまで、僕はほとんど仕事をもらえませんでした。日本人は 1 人だし（違う建物の違う部署にいるそうですが）、雑談は聴き取れないし、この間はとても辛いですね。

僕の場合、娘 3 人の学校がすべて決まった日に、大きな仕事を上司から譲ってもらえました。国際多施設研究データを渡すのを待っていてくれたようです。その日から世界 23 施設の先生方にメールしたり、学会で説明したり、突然仕事と責任が増えました。その日までは、自分は留学中に何か一つでも仕事ができるのか全く確信が得られませんでした。

僕は 40 才で留学をスタートしましたが、遅い留学に良い部分もあるかもしれません。自分で PCI ができるから、FLAIR 研究（FFR vs. iFR の RCT）にたくさん登録できましたし、留学開始時に Consultant cardiologist と紹介してもらえます。これはカテーテル室で PCI/CAG の方針を決められるカテーテル責任者のことですが、イギリスでは Consultant になるのに 10 年ほどかかるそうです。これまで欧米留学の日本の先輩方の業績が素晴らしいことと、Consultant であることで回ってくる仕事が良いのだと感じます。早く留学することもよいですが、遅くても気にすることはありません。

僕の毎日は、普段は縛らない上司なので、カテーテル室に上司がいる月曜日から金曜日に病院にいればいいという程度です。それ以外は研究室、図書館、好きな場所で原稿、解析、統計の勉強、査読、論文を読む、といった毎

日です。時間がありますから、MATLABによるプログラミング、統計ソフトSTATAなど、初めて触るものを少し勉強をしながら仕事をしています。予後調査などは倫理委員会を通さなくてはいけないので、書類を作成したり、いろんな人と英語で話さなくてはいけません。往復8時間の自費出張もありますし、いろんな経験をさせてもらえます。

2. 職場の雰囲気、人間関係

　英国で印象的なのは、チャンスの与え方と失敗のとらえ方です。僕はこれまで、生理学分野での素晴らしい功績があるわけでも、PhDをもっているわけでもありません。そんな医師に国際登録研究のデータをいきなり任せるでしょうか。それも丸投げです。日本なら、何か仕事を与える前に、いろいろと試される気がします。そこで失敗すれば、チャンスは遠のくでしょう。カテーテルや日常臨床がある程度1人でできるようになって、ようやく意見を少し言ってもいいという雰囲気でしょう。

　英国では、明らかにカテーテル初心者レベルの先生が、カテーテル室で腕前が評判の先生に対して「僕ならこう治療していると思う。たぶんそのほうが虚血を改善できたでしょう」とか言っています。上司も「そうかもね。それも一理ある」と返します。また、失敗しても完全にスルーされます。チャンスが遠のくのではなくて、なんとか成功までもっていくことが求められているみたいです（でも、日本人的には失敗はこたえますね……）。Facilitateすることで、若い先生と上司がよく意見を交わしていて、臨床そのものや研究に大きく生かされているように感じます。大きな研究計画が変な方向に走ったり、とんでもない手技や治療計画が突っ走ったりする危険性を減らしているように感じられます。また、丸投げの効果も実感しています。自分がしっかりしないととんでもない方向に研究が行ってしまいますので、良い意味で責任を感じて、自ら動くことができます。管理されるのと、任されるのと、何か違った効果があるように感じています。

3. 臨床や研究をとりまく医師、患者

　欧米のガイドラインが形作られるうえでは、なんと言っても欧米の医師が主導する大規模多施設 RCT が中心的役割を果たしていることが多いと思います。英国には世界ランキング 10 位以内に Imperial College を含め 4 大学が入っており、循環器チームを見渡しても有名な研究がたしかに数多くあります。なぜ NEJM などにたくさん、重要な研究が組めて、多くの施設が参加し、多数患者登録して研究をリードできるのでしょうか。

　主導する研究チームには当然優れたリーダーがいます。1 人でも超一流の研究計画を立て、他施設のチームも参加したくなるような重要な研究です。こうしたリーダーはチーム内や、他施設の先生ともよく議論をしています。スペインのガイドライン座長等を歴任する Javier は欧州重鎮ですが、1 つ質問したら、昼食を食べる暇がなくても、コーヒー休憩の 15 分まですべて使って議論してくれます。別の学会の途中では、パネリストの合間を縫って論文の指導までしてくれました。「おもしろいグラフが描けたから、ちょっと見てください」と言っただけなんですが、解析やグラフのコツまで伝授してくれるのです。帰りの飛行機を待つ数時間のあいだにもメールをくれて、さらに議論する時間がないか聴いてくれました。そして「どう思う？」とたくさん聴かれます。このような先生に師事すれば、チーム内のみんなに相当力がつくと思います。同じメンバー 10

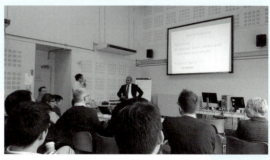

写真6　Imperial Research Meeting。周辺の数大学が集まって、丸1日会議。PIの研究がすべてガイドラインや最重要雑誌に載りそうなものばかり。昼食はサンドイッチとコーヒーが用意されていて、議論が止まらない。他施設からの突っ込みで研究計画がさらに改善されていく様子がわかる

人でチームを作った場合、このような Fascilitator、教授のいるチームのほうが強くなる気がします。また、より重要でそつのない研究にもっていけるのかなと感じます。

4. 医師の研究の理解度

　南イギリスの田舎にある大学の先生が、RCT に協力する医師が自分しかいないと嘆いていたことがありました。英国の大学が集まって会議をしている時の話題です。ガイドライン改訂のためのたいへん重要な RCT ですが、従来の技術を信用している先生や、新しい技術しか使わない先生、ランダム化を嫌う先生がいて、全く協力が得られないというのです。Imperial College ではそんなことはあり得ません。研究によってどちらの方法が良いかが初めてわかるということを理解していますから、みんな協力的です。担当医師が懸命にリクルートしていて、日本では困難な RCT にどんどん参加してもらっています。

　いくつかの大学が集まるその研究会議で、日本では RCT どう？　という話になりました。この会議の議題は SYNTAX Ⅱ，FLAIR, ORBITA, RDN でしたが、このような重要な研究を日本チームが主導したり、研究の Rational に多数引用されたりしたいところです。辛うじて FLAIR 登録には貢献できましたが。「日本人の手技はすごい」などとよく言われていますが、多くの人が受けられる診断治療を、RCT やガイドラインを通して改善することもまた重要と感じ

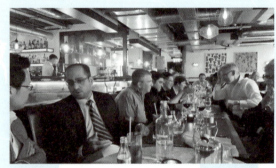

写真7　AHA 開催中だろうが、大学の研究会はこの盛況。冠動脈研究、雑談、なんでも話して、欧米の先生方が年に数回、100人ずつ集まって繋がっている。重要研究の主要メンバーがこの場で来年の研究計画などを練っている

ます。

5. 「うちの施設はそのレベルに達しておりませんので」

　プラクティスを改善する目的の研究参加の際に、日本の施設からこう断られることがあるそうです。断るための言葉で、本心ではないのかもしれませんが、日本の手技は世界最高に近いレベルではないでしょうか。世界にそれを示してプラクティスを改善しないのはもったいない気もします。

　データの質も、世界最高レベルにあると思います。RCT等の重要な研究に参加して、プラクティスを改善していくサポートをするのに十分な実力がある施設が揃っていると思います。ただ、その激しい議論に参入できないところもあります。「だから英語さえちゃんとやれば日本人は完璧なのに、なんでみんなしゃべれないんだ。それさえがんばれば世界をリードできるのに」と、とても若い先生からお叱りを受けました。はい、もっと英語もがんばります。

6. 患者の敬意と協力

　患者さんは自分が専門家でないことを知っていて、とにかく医師を信じ、任せています。そして研究のために検査をしても、自分が世の中の役に立っていると思っているし、僕らに「本当にありがとう」と感謝して帰宅します。倫理、道徳、教養、敬意、信頼といった言葉が、彼らと接しているあいだに浮かんできます。「宗教がなかったらどうやって倫理道徳を教育するのか」と言った人がいますが、患者さんにも圧倒的な差を感じざるを得ません。自分なら参加しにくいなと思うRCTにも、参加率は85％です。医療費が無料というだけでは、このRCT参加率にはならない気がします。

7. 研究ナース

　研究カテーテルをしている時には、Consultant Cardiologistと若い医師がカテーテルをしますが、研究担当医師も外で計測や記録をしています。さ

らに研究ナースがついて記録をサポートし、カテーテル後の説明、外来フォローで処方や予約のアレンジなど、多くのことを医師に代わってしてくれています。微妙なエピソードを患者さんが話した時には医師に相談もしてくれるし、多忙な医師をサポートする重要な役割を果たしています。

8. チームメイトとの連携

当チームも他のチームも、プログラミングに堪能な医師が 1、2 名います。新しい解析、アルゴリズム、統計処理、迅速な解析のためには、プログラミングが非常に重要な役割を果たします。当院循環器科では教授、リーダー、そしてチーム内にまで優秀なプログラマーがいて、MD だけでなく、理工学部系の学位をもつ先生も珍しくありません。役職があったり、研究リードを任されている先生の多くは、やはり fascilitator で、外来の合間にまで飲み物を買ってきてくれて、どんなサポートが必要か、家族の生活はどうしているか、いろいろと心配してくれます。こちらのチームリーダーに求められている資質や、学校での教育目標、教師の話からは、fascilitation やチームメイトのサポートこそが重要と考えられているのでしょう。チームやソサエティの分裂を避けて、よりチームメイトがまとまり、力が発揮される環境作りにつながりそうです。

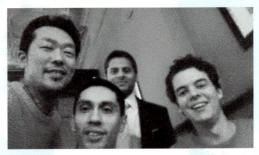

写真8 Drs Sen, Nijjer, de Waardらは世界的な仕事をわりと簡単に組み立てていく多国籍共同研究者。PIに対してもどんどん意見している。3日間カンヅメで議論しまくり、各チームが解析と原稿を書き直した。Researchersっぽい貴重な経験

9. 個人に任せる

いきなりのカテーテル室での仕事、データ収集、多施設データ、会議で発言、

どう思いますか？　とにかく突然ふられます。そして丸投げ。日本のように段階を踏んで失敗したらストップ、ということが全くありません。失敗は無視され、話題になりません。そのまま続けて、うまくいった時には成功となり、褒められます。僕は失敗で落ち込みますが、とにかく最終的にうまくいくようにと、責任を強く感じさせられます。丸投げ方式で成長を促されます。

10. 帰国後は呼ばれるのがうれしくなる

　目の前で何か起こっても、僕は医療行為ができません。目の前で患者さんが倒れた時、かなり無力感があり、日本にいる時のような必要とされている感じが希薄です。先輩の後藤賢治先生が帰国された時、「雑用で呼ばれても、必要とされていることがとてもうれしい」とおっしゃっていました。感動です。

11. 週末、金曜日、half term

　金曜日のあいさつは「It's Friday！」みたいで、カテーテル室で言ってみるととても盛り上がります。朝から頭は休みモードで、地元の人はbarに行きます。Corona Extraなどが1本150円くらいと安いのに、英国人は酒に月平均66ポンド（約1万2,000円）も使うそうです。金曜日に仕事のメールをしても、返事はまず来ません。日本からビザの書類などを頼む時も、月〜水曜日がよいでしょう。

　オフは取ろうと思え

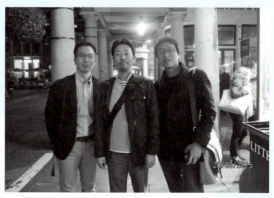

写真9　Physiologyチーム最初の留学生2人となった塩野先生（左）と僕、そして3週間波形解析習得のため滞在されたJN Park先生（右）とともにCovent Gardenへ。金曜日はみんな街に出る日で、カテーテル室のみんなは朝から飲み屋の相談

ばいつでも取れます。臨床をしていませんので、子どもが休みの平日には大学院生は旅行が多いです。ガイド本やHeritageなどの本を調べて、ロンドン市内も市外も、欧州も、行きたいところはたくさんありますから、2年ではきっと回れません。休みは子どもたち3人分の英語で書いた宿題もありますから、終わらせないといけません。長女はYear 8でフランス語もやっています。ラテン語も普通の第2外国語で選択できるのだそうです。LSE留学中の弟家族や、学生時代に歌っていた工学分野の後輩（Visiting Professor!）の家族と遊んだりもしています。

仕事の日はみんな17時くらいに帰宅しますが、村上春樹が好きな教授だけは20時でも見かけることが多いです。日本好きだと仕事スタイルも似るのでしょうか。例外中の例外です。

12. 移動、チケット

仕事が休みの時に出かけるなら、便利でお得なチケットがいろいろあります。「Skyscanner」は子どもが多い場合の検索が特に便利です※10。「Easyjet」は欧州の移動によく、地元の方も利用しています※11。「Eurostar」はロンドン中心部からパリ北駅まで2時間10分で着き、飛行機よりも快適です。早期割引がお得です※12。「Railcard-family and friends railcard」は、

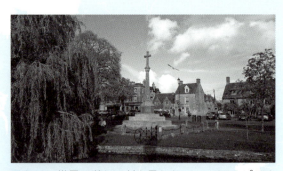

写真10 世界一美しい村と言われ、シェイクスピアやチャーチルの生家、ハリーポッターのロケ地があるコッツウォルズ地方。ロンドンからのバスツアーもたくさんある

※10 Skyscanner：http://www.skyscanner.net/mobile.html
※11 Easyjet：http://www.easyjet.com/en/cheap-flights
※12 Eurostar：www.eurostar.com/

国内旅行に1回家族で行くと、年会費27ポンド（約5,000円）の元が取れそうです[※13]。「Travelsupermarket」は移動宿泊の予約ができます[※14]。お子さんが少ないご家族には使いやすいです。「Lastminute.com」も同様のサイトです[※15]。

留学後のプラン

　留学することによって、大きな研究ができるチャンスはありますし、ガイドラインを変える研究を近くで見ることができますから、たしかに良い経験です。留学するためにも、あるいは留学できない時のためにも、自施設でできるいちばんおもしろいプラクティスや研究をしておくように、常に努力するしかないですよね。

　留学後も同じように、そのチームが今できるいちばんおもしろそうなことを探りつつ、動きたいです。僕は留学しても、結局考えていることは一緒で、単純な人間です。短期的なプランになりますが、今開発・研究にかかわっている技術が、留学から帰る頃には、どの程度患者さんによって予後や被曝とコストを良くする効果があるのか、十分なデータを並べておく必要があると思っています。そして新技術が基礎としている理論、プログラミングについて理解と技術面を高めて、心臓病学全体から見て説明ができるような専門的知識を習得したいと思います。

　新しい概念をCirculationにいくつも提唱されていらっしゃる、留学されていない先生から「世界をリードする研究を取りまとめる方法を学び、ぜひ帰国後にそれを国内に伝えること、またその分野の研究の伝道師となるように、それが留学する先生方の使命です」というお言葉をいただきました。留学で、何一つ成果が上がらないなか、ロンドンで声をかけいただき、感銘を

※13　Railcard-family and friends railcard：www.railcard.co.uk/
※14　Travelsupermarket：www.travelsupermarket.com/
※15　Lastminute.com：www.lastminute.com/

受けましたのでここに共有させてください。

　そして留学中に、日本からたくさん協力いただいた先生方に、感謝いたします。僕自身がチームに貢献できる範囲は限られますので、日本から臨床データをたくさん送っていただき、日本の先生方

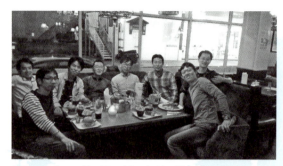

写真11　北ロンドンFinchleyには、知り合った先生だけで15人もの日本人医師が！　すごい研究にかかわって、給料やグラントを得たり、IELTS7.5点以上！　で臨床留学されている先生方からたくさんの刺激と励ましがもらえる

に対するお返しとして上司が仕事を僕に与えたのだと感じています。この分野史上最大のFLAIR研究に誘っていただいた実行委員の先生、また幸運にも僕に任されたチーム最小のプロジェクトに、苦労を惜しまず多数ご登録くださった全国の先生方には本当に感謝しております。普段、循環器科医が忙しくて手を出せない技能を持ち帰って、今度は先生方のお手伝いができればと思っています。

ちょっと留学に興味があるという皆さん

　日本や自分がどうなのかを知るために、ぜひ留学や海外発表を数多くされることを強くお勧めします。僕は今、海外に出たことによって、想像した以上のことを教わっています。

第 **3** 章

フランス
Université de Paris

フランス
Université de Paris

田村雄一

国際医療福祉大学三田病院心臓血管センター 准教授

2004年	慶應義塾大学医学部卒業
2004-2006年	社会福祉法人三井記念病院
2006-2014年	慶應義塾大学医学部循環器内科
2014-2015年	パリ大学国立肺高血圧症センター研究員
2016年〜	国際医療福祉大学三田病院心臓血管センター准教授

自己紹介

　みなさん、Enchanté（はじめまして）！　国際医療福祉大学三田病院心臓血管センターの田村雄一と申します。専門は循環器内科でとりわけ肺高血圧症の臨床・研究に携わっています。虚血性心疾患や不整脈などの有病率の高い疾患と異なり、希少疾患の世界は、日本においても世界においても情報発信をしている先生・チームの数は非常に限られており、またその先生方同士の世界的ネットワークが強固になっています。

　私は初期臨床研修の初年度の世代であり、2年間の初期臨床研修後は出身大学の大学病院に入局し研鑽を積んでまいりました。そのなかで希少疾患であり、さまざまなほかの内科的疾患を合併したり、若年者の発症が多い肺高血圧症診療にやりがいを感じたりしたことからこの専門を選びました。

　8年間あまり大学病院で臨床や教育・研究にいそしんだ後、卒後11年目にフランスのパリ大学に留学しました。留学期間は1年あまりでしたが、医学・医療だけではなくフランスの社会や歴史についても多くの経験をする

ことができましたので、少しでも皆さんとそれを共有できればと思い筆をとらせていただきました。

フランスの豊かさと
中等度ラテン系な国民性

　皆さん、フランスについてどのようなイメージをお持ちでしょうか？　フランス料理やワインといったグルメなイメージ？　ルーブル美術館やエッフェル塔をはじめとした観光のイメージ？　それともバカンスを1カ月もとったり、ストライキが多いといった権利意識が強いイメージでしょうか？

　どのようなイメージであったとしても、フランスがどのような国か全く知らない、イメージが湧かないという方は少ないかと思います。お気づきでしょうか、それ自体がすでにフランスのブランド戦略であることに。

　実際に訪れてみるとフランスはパリだけが特別な街で、歴史的町並みが保存されフランス中から人や物が集まってくるところである一方、地方はのどかな田園風景が広がっている農業国であることに気づきます。日本より広い国土を有するだけではなく、そのほとんどが平地であることから、古くからとても豊かな国なのです。恐らく多くの人の抱いているフランスのイメージはパリのイメージだと思いますが、パンやチーズ、ワインなどフランス人が誇りに思い大切にしている食文化はパリ以外の地方の文化なのです。シャンパンで有名なシャンパーニュ地方（余談ですが、ここはシャンパン産業のおかげで平均所得がフランスで一番高い

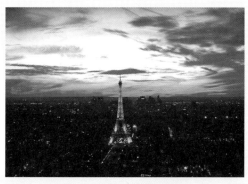

写真1　モンパルナスタワーから見た夜のエッフェル塔

のです）や赤ワインで有名なボルドーなど、フランスの名産はその地方地方で特色づけられ、ブランド化されています。そして世界中の人に知らしめているそのブランドがもたらす付加価値によって儲けるという構図になっています。昨今はテロによって心配な事柄も増えていますが、フランスの国に対してみなさんが持っているポジティブなイメージ自体がフランスを豊かにしていると言えるのです。

　では、フランスの国民性はどうでしょうか？　私の解釈では、フランス人は中等度ラテン系でした。詳しく説明すると、ラテン系のおおらかさをもっているが、そこまでいい加減ではない（ことが多い）という印象です。ドイツやイギリスは国民性からか、かなりいろいろな規則がきっちり決まっているのに対して、フランスはおしなべて緩いです。カンファレンスは必ず15分遅れて始まりますし（しかし30分遅れたり中止になったりはしない）、念押ししてお願いしたことも何度かプッシュしないと行われないことが多いですし、お役所仕事に関してすら、ある程度必要な書類が決まっているにもかかわらずルールがきっちりと詰められていないことから、人によって言うことが違ったり（しかもみんな自信満々！）、言葉で説明したら書類が少なくて済んだりすることもありました。ただ、いい加減すぎて耐えられないというほどではなく、何事もほどほどにいい加減なところが、私が中等度と呼ぶ理由です。

なぜ日本は取り残されているのか？
留学する5年前から準備を開始

　日本で勤務していたころは、幸運にしてある程度専門性が高くやりがいのある仕事ができていたので、そこに不満があったわけではありません。しかし、国際学会や研究会に参加すると、日本での臨床の現状はほぼ世界から無視されているということを度々目にしました。もちろん論文の形で発表される数が少ないということもありましたが、ある程度人口が多く豊かな国であ

る日本が、国際共同治験や臨床研究からは取り残されているのです。言葉の壁は理由にはなりません。中国は同じようにアルファベットとは全く異なる漢字を使いますし、実際にはフランスやドイツだって患者さんを目の前にして英語を使うわけではないので、医療において英語が標準的でない国が数多く国際共同研究に参画する一方で、日本だけは大きく取り残されていたのです。

　たしかに英語圏から見ると、英語圏でない国と臨床研究する際には翻訳の時間的・金銭的コストが別にかかるためたいへんなのですが、それを押してもやるメリットがある場合には共同研究がなされます。しかし、日本に対しては多くの領域でそのメリットがないと判断されているのです。日本で開発された薬剤やデバイスですら、グローバルの治験になると日本だけ取り残される……。このような現状の背景にはどのようなことがあるのかをよく考えたところ、①海外の専門家とのネットワーク、②施設の集約化、が日本の医師や医療システムで大きく立ち遅れているなと感じた点でした。そこで自分のなかで少しでもそれを解決できるよう、実際に留学する5年ほど前に準備を開始しました。

人間的な要素を重視して留学先を選択、アプライ

　留学先で重視したのは、何よりもまずボスの人柄でした。どの領域においても世界中に著明なフロントランナーはいるかと思いますが、その人柄や自分との相性はさまざまだと思います。しかし、どれだけ素晴らしい実績を出している施設であったとしても、自分がしっくりこないと感じるような施設への留学は避けたほうがよいでしょう。

　どれだけ有能な人であっても、留学先は異国であり文化もしきたりも異なります。ですからいくら自分が努力しても、十分に力を発揮できるようになるまでにはそれなりの時間がかかります。その際に自分が踏ん張れるかどう

かは、ボスと考え方が近いかとかしっくりくるかなど、極めて人間的な要素が大きいかと思います。そういった点を意識しながら、国際学会の機会を使って欧米のいくつかの施設を訪ねたり、ボスとの面談をいくつも行いました。

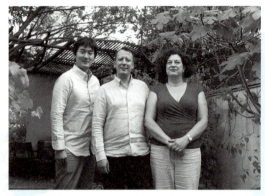

写真2　師事したHumbert先生のご自宅の庭でご夫妻とともに

　フランスは医療の集約化が進んでいます。私が専門とする領域でもパリに大きなセンターが構築されており、臨床研究と基礎研究も盛んに行われている情報発信の多い施設であることは知っていました。しかし、やはり言葉の問題などが心配であったため、そのあたりの事情も確認するため、ヨーロッパ心臓病学会に行った際に実際に施設を訪問しました。

　私がフランスで師事することになったMarc Humbert先生はとても気さくな方で、多忙であるにもかかわらず施設を丁寧に案内してくださり、私が何を求めているのか、どのような経験を留学中にしたいのか、そして帰国した後にどのようにコラボレーションしていくことができるかまでお話することができました。帰りもホテルまでご自分の車で送ってくださって、その後、「フランスに来る以外の選択肢はないな」と感じました。

　このような出会いがあったことはとても幸運なことであると今でもつねに感謝していますが、この本を手に取っている方も、私と同じように感じられる人にきっと出会うことができると思います。世界は広いのですから。私の友人には一流といわれたラボに留学後、自分がしっくりくるラボに移籍し、その後大きな成果を収めた方がいます。留学先は選択肢が数多くあるからこそ、自分を大きく育んでくれる出会いがきっとあります。皆さんが諦めずに

探し続け、そうした出会いがあることを祈っています。

留学準備は、まず語学から

　さて、留学にあたってまず心配だったのは語学です。フランスでも昨今はパリであれば、院内でも院外でも英語ができる人はそれなりにいます。またフランスでは、ボスの責任の下であれば医療行為を行ううえで日本の医師免許に加えて特に免許は必要ありません（一方でEUの医師免許をフランスで取得する際には、5年間の現地での臨床経験が必要になるので、入り口は広くその先は恐ろしく狭き門なのがフランスの制度です）。そういったことから、極論するとフランス語ができなくとも何とかなるのは事実ですが、その国に溶け込み、生活や文化も含めて楽しむには、やはり現地の語学ができることがとても大切になります。

　また、コメディカルはフランス語しかできない人が多いので、やはり英語だけでは円滑なコミュニケーションに支障がある可能性もあります。ただ、忙しい日本でイチからフランス語を勉強して流暢になるのは難しいので、まずはごく簡単な言葉を覚えていくところだけでも最低限やっておくとよいでしょう。私は1週間の短期集中講座を受けて、数の数え方や曜日、簡単な動詞だけ勉強していきました。英語で言うと中学校1年生分の習熟度といったところでしょうか。それだけでも生活面では大きく違いました。街で買い物するときもフランス語で話しかけると（明らかに下手なので）英語で返答がかえってきたりしていましたが、最初から英語で話しかけるよりもずっと親切にされるのです。

　また、奨学金の申請も重要です。ビザ申請の項目でも出てくるConvention d'accueil pour scientifique（コンバンションダキュイと呼ばれる研究者向けの受入協定書）を記載する際にも、日本からの奨学金があると大学内での申請が非常にスムーズになるので、もし提出資格がある場合には積極的に出されることをお勧めします。

住居探しと健康保険の加入

　多くの留学生が悩むのがフランスでの住居探しです。まず独身で大学などの研究機関に留学する場合にお勧めなのが、国際大学都市（Cité Internationale Universitaire de Paris）と言われる学生寮群への入居です。パリの南部の交通の便の良い場所に位置し、治安も良く、居住費も安いのが特徴です。日本人向けに作られた日本館[※1]というところもあるので、まずはこちらを探してみるのもよいかと思います。

　その他、多くの留学生が利用しているのが、日本からの駐在や留学生を対象にした不動産屋です。フランスで家を借りるためには銀行口座とフランスに住んでいる保証人が必要です。一方で銀行口座を作るためには、フランスでの住所が必要です。留学生にとってどちらもニワトリで卵になれないこの矛盾を解決してくれるのが、こういった不動産屋[※2]です。その分家賃は割高ですが半年から1年の留学生はだいたいこういったところを利用していますし、長期にいる方もまずここで足場を作った後に、転居している方が多いようです。日本からも日本語で問い合わせができますので、ぜひ利用してみてください。

　健康保険に関しては、留学先から給料が出るかどうかで大きく変わってきます。フランスでは被雇用者および家族への保険＋年金は雇用者の支払い義務になっており、およそ給与と同額の保険料が支払われています（逆に言うと半分は保険と年金にもっていかれるという言い方もできます）。留学先から給与が支払われる見込みの方は、まずは最初の1～2カ月間カバーできる保険があればよいと思います。一方、無給もしくは無給扱い（正規の雇用

※1　国際大学都市日本館ホームページ：http://www.maisondujapon.org/
※2　パリ不動産：http://www.paris-fudosan.com/
　　ロジス：http://www.lodgis.com/ja/

ではない）で行く場合には、自分で健康保険をカバーする必要があります。AIU や東京海上日動などの留学保険に加入し、フランス語での保険加入証を入手しておくことが重要です。

ビザ（出国前の手続き）は、出国 5 〜 6 カ月前から準備を始めると安心

　さて留学にあたって最も重要なビザに関してのお話です。私や他の先生方も（臨床研究目的の先生も含めて）大学や大学病院に所属する場合には研究者ビザ（SCIENTIFIQUE-CHERCHEUR）で来ていました。研究者ビザは労働者ビザと違って事前の労働局の許可（労働者ビザは給与とか社会保障のために雇用者が許可を取る必要があります）が必要ありません。

　申請にあたっては、フランス大使館のホームページ[※3]からダウンロードできる Convention d'accueil pour scientifique（研究者向けの受入協定書）を受け入れ先に記載してもらい、所轄の県庁に提出して印鑑をもらいます。これは大学が留学生の身分保障をするもので、それを使って日本のフランス大使館にビザを申請することになります。

　とはいえ、受け入れ先に自分がどのような手続きを求めているのかを説明することは、わりとたいへんな作業です。そこで、先方に話が通じやすい具体的な手順が県庁のホームページにフランス語で記載されている[※4]ので、ここを参照してもらって、手順を踏んでもらうとよいでしょう。

　Convention d'accueil pour scientifique 記載にあたって、問われる必要な情報は以下の通りです。それに加えて学位の diploma の英語版なども必要となります。

※3　フランス大使館ホームページ：http://www.ambafrance-jp.org/article518
※4　http://www.prefecturedepolice.interieur.gouv.fr/Demarches/Particulier/Ressortissants-etrangers/Titre-de-sejour/Renouveler-votre-titre-de-sejour#ancre-6

- Nationalité （国籍）や生年月日
- Adresse dans le pays de résidence　日本での住所
- Projet de recherche (en deux-trois lignes)　滞在中の研究目的（1〜2行で）
- Durée et date de séjour prévu　入国予定日
- Adresse du domicile prévu en France　予定滞在先

　他のビザに関しては長期滞在ビザもあります。これであればConvention d'accueil pour scientifiqueは必要ありませんが、労働する権利がないので、フランスから給料が一切もらえない（保険などの社会保障も含めて）ことになってしまいます。
　受け入れ先の大学や病院の秘書さんや事務は必ずしも留学生のためのビザの手続きに慣れているわけではない（慣れているビザは通常の外国籍職員の就労ビザだけです）ことと、フランス人の特性として自信満々に間違ったことを指示してくる（笑）ので、ある程度こちらから具体的に指示しないと思った通りには動いてくれないと思います。
　さてConvention d'accueil pour scientifiqueの取得には、受け入れ先にお願いしてから施設内の発行手続き→所轄県庁への提出→スタンプが押されて施設に返ってくる→国際郵便で原本を日本に郵送という手順を経るので、最低2カ月間はかかります。ビザは入国日の3カ月以内の取得になるため、準備を始めるのは留学予定日の5〜6カ月前だと安心です。Convention d'accueil pour scientifiqueを無事に入手できたら、フランス大使館のホームページからビザ取得のための窓口の予約を行います。大使館は東京の広尾にあるので遠方の人はたいへんですが、書類が不足していると遠慮なく突き返されるので、事前にしっかり準備しておくことが大切です。以下の研究者ビザ申請の書類リストを参考にしてください。
① Convention d'accueil pour scientifique 原本（いったん回収されるので必ずコピーを取っておく）

②長期滞在ビザ申請書
③移民局（OFII）提出用フォーム
※②・③も前述したフランス大使館のホームページからダウンロードでき、日本語の記入見本もあります。
④パスポート
⑤パスポートコピー1部
⑥証明写真1枚
⑦氏名、住所を明記し、所定の返信郵送用の切手を貼った封筒
⑧ビザ申請料 日本円（現金1万5,000円程度）

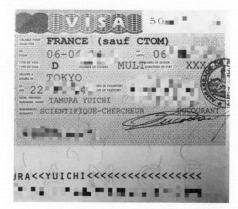

写真3　パスポートに貼られたビザ。この左隣に顔写真が入っている

　なお、同行家族がいる場合には同行家族ビザの申請も同時に行うので、あらかじめフランス語に法廷翻訳をした戸籍謄本と、18歳以上の家族ごとの申請書を用意する必要があります。法廷翻訳家はフランス大使館お墨付きの翻訳家で、大使館に問い合わせをすると連絡先を教えてもらえます。

　大使館での手続き後は1〜2週間ほどで自宅にビザのシールが貼られたパスポートが届くと思いますので、一緒に返却された Convention d'accueil pour scientifique とともに携行するようにしてください。

ビザ（入国後の滞在許可証取得）は、苦労の連続だけど、大丈夫

　入国後の滞在許可証取得は留学生活におけるひとつの山場です。実際の私の経験（周囲の話を総合するとそれでもかなりスムーズだったよう）を記載しますので、参考にしてください。

フランスに入国したらパスポート（ビザの貼ってあるページと、パスポートの顔写真のページと、入国日を示すスタンプのページ）のコピーおよび大使館でハンコをもらった DEMANDE D'ATTESTATION OFII を書留で郵送します。以下の手続きは入国後 3 カ月以内に行う必要があるのですが、役所の作業が遅いので、着いたら 1 週間以内に郵送をする必要があります。入国間もないので、この郵便局から書留を郵送するという作業にまた一苦労するかと思いますが、絶対に書留が必要ですのでがんばってください。

　その後 2 週間ほどで受理証明が OFII（移民局）から届くものの、私の場合はその後来るはずの召喚状がちっとも来ませんでした。大学に相談すると「バカンスシーズンに入っちゃったからじゃないの？ 9 月になっても来なかったらおかしいかもね」としっかりフランス流の洗礼を受けました。結局 2 カ月近くしてようやく召喚状が届き、翌週の指定日に移民局に来るように（パリだとバスティーユ広場の近くでした）と指示がされており、同時に健康診断も行う旨が記載されていました。

　ビザを貼ったパスポートと大家さんに作ってもらう住居証明書（住居証明書は大家さんが○○さんに家を貸していると一筆書いてあるシンプルなものですが、銀行口座を作ったり、定期券を作ったりするのに必要になるので、入居時にもらっておいてください）と写真（大きさの指定はないので駅のセルフサービスで適当に撮ったら大丈夫だった）と事前にネットで購入した印紙（当時は 241 ユーロ分）を持参して移民局に出頭。

　14 時の指定だったので余裕をもって 30 分前にいくと、窓口から玄関の外まで長蛇の列。これはやばいと思って 10 分くらい並んでみるものの、なんか変。たぶん何かが違う……というわけで無理矢理中に入っておじさんに声をかけると、予約のある人は 2 階に行ってと言われて無事に到着。どうも移民局と「何らかの交渉」をしたい人の列であった様子。2 階の受付で召喚状を出すと、必要書類を確認したら奥に案内され、視力検査などの簡単な検査。でも C のマークのランドルト環ではなく全部アルファベット。「セ (C)」とか「アシュ (H)」とか、合っているか合っていないかわからないことを言っ

た後に、そのままレントゲン室へ。さまざまな言語で上半身裸にと書いてあるが、なぜか日本語はなかったです。その後、医師からの問診と診察。既往歴や予防接種の有無（HBVも聞かれた）の確認をされ、レントゲンを確認して終了。お土産にフランス政府お墨付きの"健康"証明書をいただくことができました。その後しばらく待合で待機したら、無事パスポートに滞在許可のシールを貼ってもらい終了。終わったのが15時だったので1時間ちょっとでした。あるブログなどではフランス語のレベルチェックがあると記載されていたため恐れていましたが、特になく、研究者ビザはだいぶ簡素化されているようでした。

　結局、在日フランス大使館からは「すべての手続きを入国後3カ月以内にやってください」と言われていたのですが、やはり律速段階は自分ではなくお役所仕事です。でも召喚状が届かないので何度も不安になり、いろいろな人に聞いたものの、書類を出して受理証が来たら、後はお役所の責任なんだから大丈夫とアドバイスされたので、恐らくはその通りなのでしょうが、やはり当事者は不安になると思います。今後不安になる人が1人でも減るように、この場を借りて、お役所が受理したと言ったら大丈夫と改めて強調しておきたいと思います。

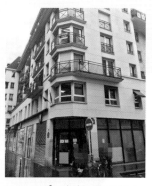

写真4　パリ市内にある移民局（OFII）。一見普通の家のように見える

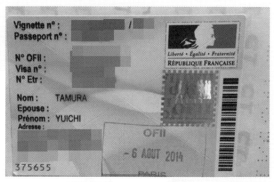

写真5　苦労の末に手にした滞在許可証。初年度はパスポートに貼られたこのシールを利用する

銀行口座、携帯電話、定期券の作り方、便利な使い方

　銀行口座については、パリもしくは近郊在住の方であればLCLという銀行のピラミッド支店というところで口座を開設されるのがお勧めです。ここはサン・タンヌ通りという日本人街のすぐそばにあることから、ほとんどのスタッフが日本人もしくは日本語ができるという素晴らしい銀行支店です。LCLはフランスでも代表的な銀行で、支店やATMも数多くあることから、利用面で困ることはないと思います。ただ日本と異なり、銀行口座を作るのも非常に時間がかかります。まず口座作成のための窓口の予約をし、住居証明とパスポートを持参して行くと、1時間くらいかけて銀行口座の説明や作成の作業が行われます。その場で口座はできるのですが、キャッシュカードは1週間以上してからようやく自宅に届き、そこでようやく口座が使えるようになるという仕組みです。日本からの送金を考えている人も、このタイムラグを意識して現金などの準備をされていくとよいでしょう。

　携帯電話に関しては、取り急ぎということであれば、OrangeやSFRといった日本でdocomoやauにあたるお店でプリペイド式のものを手に入れることができます。SIMフリーのiPhoneなどをお持ちであれば、SIMカードのみを発行してもらうこともできるので、お店で相談するとよいと思います。ただ、ずっとプリペイド式を使用するのは割高ですので、落ち着いたら定期契約に変更するとよいでしょう。

　交通に関しては、パリに旅行されたことがある方なら、Carnet（カルネ）という回数券を使ったことがあると思います。メトロやトラム、バスなど何にでも使用できて、10枚セットで売られています。バスに乗ってから料金を払おうとすると2ユーロもとられてしまう（運転に集中するのを邪魔した罰金だそうです）ので、駅の自販機やたばこ屋さんなどで前もって購入しておくのが大切です。

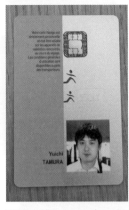 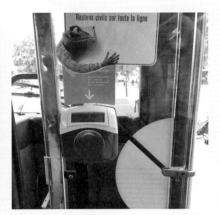

写真6　Navigoとバスの改札機

　一方、居住者がよく使っているのが、Navigo（ナビゴ）というスイカやパスモのようなICチケットです。どの改札にも、バスの入り口にも紫色をした機械がついており、ピッと鳴って入れるのは日本と同じです。Navigoは月極めで払うのですが、日本の定期券のように○月○日から1カ月ではなく、6月分、7月分というふうに払います。日本の定期券との最大の違いは、乗り放題なこと！　ちょっとお買い物して帰ろうかなという時や、公園に寄って行こうという時にも、切符や期間を気にしなくていいのはとても便利です。このNavigo、写真付きのものを駅で発行してもらいます。住居証明を携えて行き、ハイ、チーズと写真を撮られて出来上がりました。

フランスの医学研究機関のシステムと私の留学先の組織

　私はフランスで大学病院に所属するとともに、INSERM（UMR 999）という研究機関にも所属しておりました。INSERM（Institut national de la santé et de la recherche médicale：日本語では国立衛生・医学研究所といったところです）は、最近日本でも話題になったアメリカのNIHに近

いイメージの機関で、高等教育研究省（文科省のようなもの）と健康省（日本でいう合併前の厚生省にあたるもの）の管轄下で、フランスの大学医学部や大学病院内に 300 くらいの臨床応用研究を行うための Unit（Unité Mixte de Recherche：UMR と呼ばれている）を設置しています。

　INSERM は translational reserch を目的とした研究組織で、前臨床試験（動物実験など）とヒトへの臨床応用を目指した臨床試験やレジストリ研究を対象としており、私もパリ大学で、この病院と INSERM に所属し肺高血圧症という病気の臨床応用に向けた translational reserch とレジストリを用いた臨床研究に携わっていました（UMR999：http://www.u999.u-psud.fr/en/unit-u999.html〈999 は Unit No. です〉）。

　おもしろいのは、5 年などの一定の年限制で Unit ごと INSERM に申請するという点です。すなわち、特定の病気の解明や新しい治療法の開発を目指した研究組織（医師・研究者やリサーチコーディネーターを含む）をまるごと申請を行い、認可されたら医学部や病院のスペースを用いて、その目的に合致した研究チームが出来上がる（UMR の M は Mixture なので、混成チームという意味です）ということになります。

　この方法であれば、研究機関と診療をすごく近づけることができるし、既存の病院のシステムを使うので、新しいハコモノも必要ありません。やはり研究者と診療設備が地理的にもヒューマンリソース的にも近くにあるということが大切だなと感じますし、そのチームで Unit を組まないと予算が下りないという点も、じつは重要なんだなろうと感じています。

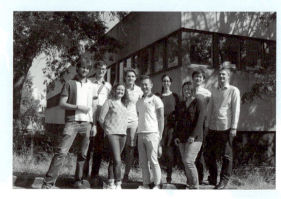

写真7　INSERMの研究室の仲間との集合写真

日本でも、アベノミクスにおいて医療の新規産業創出のことがたびたび取り上げられていますが、日本のシステムにもこういった体系のほうが合うような気もします。INSERMはちょうど50年前の1964年にできたので、半世紀前からフランス人は研究と臨床を近づける仕組みを考えていたのだと感じさせられました。

フランスの楽しみ方

　フランスでの生活は楽しいです。私は今でも、将来フランスで永住するためにはどうすればいいかと考えているくらい、楽しい生活です。まずは食文化。先ほど述べた通り、フランスは豊かな農業国ですので、フランス料理やワイン・チーズなどが豊富にあります。それを楽しむフランス人はそれぞれこだわりがあり、今自分が食べているもの、飲んでいるものに関して語り出すと止まりません。それぞれの食べ物や飲み物には物語があり、それを楽しく情報交換することこそがフランス食文化の楽しみ方です。

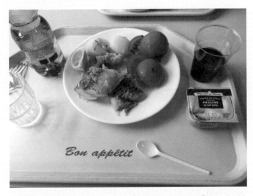

写真8　食堂でのランチ。ボジョレーヌーボーの解禁日には赤ワインがサービスされる

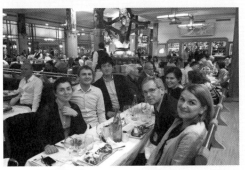

写真9　海外の著名な先生が講演にいらした際のディナー。騒々しいが海鮮料理がおいしいということでこのお店が選ばれた

研究室では食堂のランチも一つの楽しみでした。ビストロで出てくるようなフランス料理を格安で楽しむことができ、ボジョレーヌーボーの解禁日には写真のようにワインまで出てくる始末です（職場ですよ！）。このように食に貪欲かつ大らかな姿勢は、フランスの一つの楽しみです。

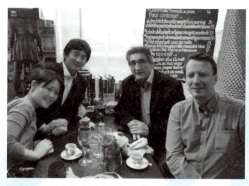

写真10　日本から後輩が遊びに来てくれた際、ボスを含む教授2人が食事に招待してくださった。主任教授の家の近所のオススメの店

　また、おいしいレストランを見つけると、"おもてなし"に使おうというのがフランス人の心意気です。外食の値段は決して安くはないですが、楽しく過ごせる場所だと思ったら積極的に外食に出かけます。お客さんが来た際などは必ず毎日食事に招いて出かけますので、私も留学中は度々お相伴に預かり、著明な先生方とも知己を得ることができました。ワインが入るともともとおしゃべりなフランス人はさらに陽気に、騒々しくなります。その雰囲

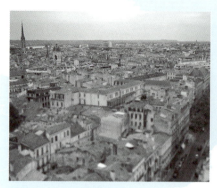

写真11　ワインで有名なボルドーの街並み

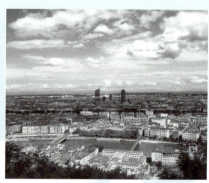

写真12　快晴のリヨン。手前側の旧市街には古いけれど著明なレストランがたくさんある食の街

気を楽しみ、食事もさらにおいしくなるので、まさに人生を楽しんでいるんだろうな、そういうやり方がとても上手だなと感じさせられました。

また、フランス国内の旅行もお勧めです。パリからはいろいろな都市に直通のTGV（新幹線）が出ているので、週末を使って旅行することが

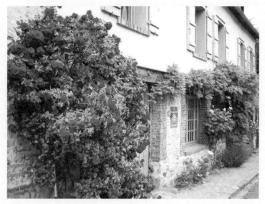

写真13　ジェルブロワという人口数百人の町で毎年行われるバラ祭り。この時は住民の何倍もの人が町いっぱいのバラを観に押し寄せる

できます。フランスの交通網は日本以上に首都のパリに一極集中ですので、パリに在住であれば1〜3時間で多くの都市に電車で行くことができます。日本でも名前がよく知られている町だけではなく、小さな地方都市にも魅力がありますので、ぜひ同僚にお勧めの場所を聞いてみたりすると、思わぬ経験ができるかもしれません。

フランスの"いま"に感じること
私の使命とこれからの挑戦

EUの国に共通することかもしれませんが、国と国の垣根が低くなっています。テロなどの影響で今後の人の流れがどうなるのかは今のところ想像がつきませんが、少なくともアカデミックな人材交流はどんどん活発化していることを肌で感じました。この点は国内で内向き志向になっている日本との大きな違いです。外国とは文化もしきたりも異なることは当然のこととして受け止めながら、お互いの長所を生かして成長していくというモデルがフランスではできつつあります。

一方で、移民排斥などの思想をもつ政党が勢力を拡大しているなど、もちろんフランス国内も一枚岩ではないのですが、サイエンスに携わる人は皆、この交流の流れを決して止めてはならないと強く意識しているように感じました。

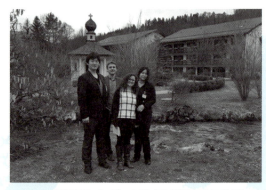
写真14　研究室のメンバーとドイツの研究会に参加した

そういった背景から、学会や研究会でフランス国内だけではなくヨーロッパ各地に赴くことができました。そういった機会に同じ領域に携わる医師や研究者と繰り返し交流することで、相手が、そして世界がどのようなことに興味をもっており、どのようなことに取り組んでいるかを知ることができます。振り返って、日本においては国内でさえそういったことが行われる機会がまだまだ限られているような気がしますので、ヨーロッパの空気感を日本にもたらすことは、自分の使命の一つかなと感じています。

　また、施設の紹介でも少し書きましたが、フランスの医療は専門医に集約化させる仕組みが整っています。特定の薬剤は国の認めた専門施設でしか保険償還されませんし、各診療科の専門医の人数すら大学の成績をもとに厳しくコントロールされています。そうすることで質を担保し、高度な医療を提供しようというのがフランスの試みです。診療科を自由に選べなくなるのは困るなと思う一方で、希少疾患などではできるだけ集約化する仕組みを整えることで、患者さんに直接還元できるだけではなく、研究も進むため、医療により大きく貢献できるという仕組みを目の当たりにしました。

　帰国後、私自身の挑戦はまだ始まったばかりですが、少しでも国際交流を進め、日本でも世界と肩を並べられる診療拠点を築いていくことができるようにがんばりたいと思います。

第 4 章

イタリア

Ospedale Civile di Mirano

イタリア
Ospedale Civile di Mirano

梅本朋幸

ミラーノ総合病院循環器内科

2002年	鳥取大学医学部卒業
2002-2003年	東京医科歯科大学内科研修医
2003-2005年	土浦協同病院
2006-2009年	葛西循環器脳神経外科病院
2010年	取手協同病院
2011-2014年	武蔵野赤十字病院
2015年～	ミラーノ総合病院

はじめに

　みなさん、はじめまして。一口に医学留学と言っても、さまざまな形態があります。臨床研究をメインに行う方もいれば、基礎研究をメインにされる方もいます。なかには、留学先の国で通用する医師免許を取得し、実際に臨床手技を行う方もいます。私の場合は、臨床研究をメインとした留学です。本稿では、私自身の個人的な体験を時系列に書き記し、そこへ不足していると思われる一般的な情報を補足していくという形式で書き進んでいきたいと思います。本稿を読んで、イタリアという国に興味をもっていただき、ひいてはイタリアへ留学してみようと思っていただけると幸いです。

　また、実際にイタリアへ留学する準備を進めている先生方に対しては、実践的でより具体的な情報になるよう努力しました。ただ、私自身も経験しましたが、イタリアという国は、思っているよりも頻繁に法律が変わり、それによって事務手続きも大きく変わることがあります。できるだけ最新の情報になるよう努めましたが、時間経過とともに実際と異なる内容となってしまう可能性があります。しかしながら、留学に必要な手続きの大枠は変わらな

いと思いますので、ウェブサイトのリンク切れなどありましたら、キーワードを用いて再度検索していただければと思います。

留学先の施設を見つけるまで

1. どうして留学することにしたのか？

　私は、大学を卒業して、医師国家試験に合格した後、ある大学病院で内科研修医となり、自分の医師としてのキャリアをスタートしました。2年間の研修医生活の後、現在の専門科を選択し、大学医局へ入局しました。その後、大学の関連病院でカテーテルインターベンション治療を中心に循環器内科医としての研修を続けました。その場で多くの結果が目に見えるという点で、特に急性期治療にやりがいを感じ、没頭する毎日でした。そのような日々のなかで、留学を考える最初のきっかけとなったのは海外学会への参加でした。

　たしかアメリカのニューオーリンズで開催された国際学会だったと記憶していますが、自分とそれほど年齢の変わらない海外の医師たちが、日々の臨床をもとに行なった研究を、自信に満ちた態度で発表し、それに対して多くの参加者が建設的なディスカッションを行っている姿に、強い感銘を受けました。文字通り、世界を感じることができた最初の経験でした。翌年以降も、機会があれば海外学会へ参加し、自身でも拙い英語で発表を行うようになりました。座長やフロアからの質問が理解できないことが何度もありましたが、海外学会でさまざまな経験をすることで、日々の日常臨床に従事していても、つねに世界に思いを馳せるように心がけるようになりました。

　卒後6年目くらいになると日常臨床が忙しくなり、海外学会への参加が難しくなっていきました。一方で、国内の研究会への参加時に、他施設の同年代の医師と知り合う機会が増えました。同じような志をもつ仲間と意気投合し、定期的に症例検討会を開催するようになりました。歳の近い仲間とのディスカッションは大いに刺激になり、お互いに切磋琢磨できました。留学

への第1の転機はこの時期でした。仲間のうち何人かが、海外の施設へ留学し始めたのです。ここで、海外への意識が再び強くなり、再度海外学会へ参加するよう努力するようになりました。しかし、この時点では自分自身が留学することになるとは全く考えておらず、仲間たちが留学するのを横目に見ながら、どこか自分とはかけ離れた世界だなとさえ感じていました。再び参加するようになった海外学会で、留学中の仲間と再会し、時には施設の見学もさせてもらったりしました。自分のよく知っている仲間が、多くの苦難を乗り越えて、海外施設で実際に働いている姿を見るうちに、これまでは別世界と感じていた海外留学というものを身近に感じるようになり、いつか自分も、という気持ちが徐々に大きくなっていきました。また、彼らが皆、以前から尊敬し、人間的に憧れのようなものを感じていた人ばかりであったということも、大きな理由の一つになっていたと思います。経済的問題、医局人事の問題、家族の問題、帰国後の職場の問題など、一筋縄では解決できないさまざまな問題があることは認識していましたが、海外留学への気持ちは、気が付くと抑えきれないほどになっていました。この時期には、すでに卒後10年が経過し、年齢的にも30歳代の後半となっていましたが、一度きりの人生だからということで、ついに留学することを決意しました。

2. どのように留学先を見つけたのか？

海外留学を決心したものの、留学先の当ては全くありませんでしたので、まずは留学経験者の先輩や友人たちを訪ねて回ることにしました。そのなかで、比較的多かったのが、所属施設や所属大学からすでに留学している海外の施設へ、交代枠として留学するパターンでした。なかには、後任希望がないということで、所属と関係なく留学されているケースもありました。他には、少数でしたが海外施設の責任者に直談判したケースもありました。このように留学経験者と話をするうちに、「どこに留学するか」と同時に、「何を学ぶのか」という事も重要であると強く感じました。私の場合、それまで経皮的冠動脈形成術を中心としたカテーテル治療からスタートし、その後、下

肢血管や頸動脈を含む末梢動脈治療も学んできました。そのなかで、諸外国（特にEU加盟国）と比較して日本で認可されているデバイスが少ないことや新規デバイスの認可が遅いこと（いわゆるデバイスラグ）を実感していました。また、当時は大動脈弁狭窄症に対する経皮的弁置換術が注目され始めた時期でもあり、今後、Structure Heart Disease（SHD）に対するカテーテル治療の発展が大きく期待を集めていました。

　そこで、留学先の条件としては、①これまで自分が身に付けてきたことを生かしつつ、②今後日本で認可されるであろう、生体吸収性ステントや末梢血管に対する粥腫切除器具、そしてSHD治療が学べる、そういった施設が理想的であると判断しました。留学先に関して、大学医局や留学経験者に相談しましたが、タイミングの問題などもあり、すぐに受け入れてくれる施設は見つかりませんでした。当初は、だいたい1年くらいあれば、留学先が見つかるのではないかという認識でしたが、あっという間に2年が過ぎました。正直この時期は少し諦めかけていましたが、応援してくれる友人たちに後押しされ、自ら積極的に留学先を探すようにしました。実際に行っていた方法としては、まず、海外学会参加時に、プログラムで参加している医師を確認し、施設や症例数、論文発表数などをチェックします。その後、セッション終了後にお目当ての医師が部屋から出てくるのを待ち、直接声をかけるようにしました。ほとんどの医師が足を止めて、こちらの話に耳を傾けてくれました。そして最後まで話を聞いてくれた後に、「とりあえずお前の言いたいことはわかったから、ここにメールしてくれ」と、メールアドレスを教えてくれました。当初は、その場でメール送信し、期待に胸を膨らませて返事を待っていましたが、実際には、ほとんどのケースで返信をいただけませんでした。また、返信があっても、フェローの枠が空いていないので残念ながら受け入れができない、というものばかりでした。1年ほどこういった活動を続けていたところ、ある学会で声をかけた医師が非常に興味をもってくれました。ベルナルド・ライマース（Bernhard Reimers）という名前のイタリア人医師で、彼こそが、後に私が留学することになる施設のボスでした。

イタリア 4 Ospedale Civile di Mirano

3. 留学先を見つけてから、イタリアへ渡るまで

　ライマース医師は、私に会場の椅子に座るよう指示し、今度は逆に私に対して詳しく質問をしてきました。「これまでどのような循環器研修を行ってきたのか？」「留学をするにあたって、いちばんやりたいことは何か？」「家族はいるのか？」などです。質問に対する私の答えを丁寧に聞いてくれた後、「基本的にウエルカムだ。ただ、最終的に決断する前に、一度うちの施設を見学に来たほうが君とってもわれわれにとってもよいだろう。今年の9月、うちの施設が主催するライブデモンストレーションがあるから、その時期に一度見学においで」と言われました。

　ライマース医師に出会ったのが5月の学会だったので、帰国後、すぐに勤務先病院の上司と所属する大学医局へ報告と相談に行きました。幸い、私の留学希望を受け入れていただき、9月の施設見学に合わせて、スケジュール調整をしながら、ライマース医師とその施設についてさらに詳しい情報収集を行いました。そのなかで、じつはライマース医師が日本で毎年開催されている学会の海外ファカルティであったこと、その学会で日本に向けてライブ中継を飛ばしていたこと、また、9月のライブデモンストレーションは「Total Occlusion and Bifurcation Intervention（TOBI）[※1]」という、冠動脈の慢性完全閉塞病変（CTO）と分岐部治療に焦点を絞って開催されており、ゲストオペレーターとして毎年日本人医師が招待されていることなどが判明し、日本とのつながりが多くある先生だということがわかりました。そこで、日本人医師でライマース医師と交流のある先生方を調べ、少しでも多くの情報を手に入れるよう努力をしました。さまざまな方のおかげで多くの先生と話をする機会が得られ、ライマース医師宛てに推薦状を書いていただける先生にも出会うことができました。

　このように、自分自身で人脈を広げる努力も必要だと思います。そして、

※1　http://www.tobionline.org/

いよいよ9月になり、施設見学へ向かいました。一週間ほど滞在し、前半は施設の見学、後半はライブデモンストレーションに参加しました。お国柄のせいか、医師をはじめ、看護師さんや他の職員の方々は皆一様に温かく迎えてくれました。数日間滞在できたおかげで、この施設の雰囲気や日常がどのようなものか肌で感じることができました。また、EU諸国から若手医師が臨床フェローとして短期あるいは長期に滞在していることもわかりました。運が良かったのは、ライブデモンストレーションが開催される時期であったため、これに参加するために病院を訪れていた、過去に臨床フェローとして滞在していた外国人医師数名にも会えたことでした。彼らとの会話のなかで、この施設で臨床フェローとしてどのようなことを学ぶことができるのか、直接聞くことができました。それから、ライブデモンストレーション後の食事会で、今後一緒に働くことになる医師たちとたくさん会話をすることができました。最終的に、ライマース医師と面談し、臨床フェローとして受け入れていただけることになりました。

　施設自体はそれなりの大きさだったのですが、施設のある街が想像していたよりもはるかに小さく、たいへん驚きました。郊外には食料品などを扱うスーパーマーケットはありましたが、街中は個人商店が中心になっているような感じです。この小さな街で、偶然ですが日本人に会うことができました。夕食に勧められたピザ屋さんを見つけることができず、道を尋ねようと入った衣料品店で出会いました。イタリア人男性と結婚し、5年ほどこの街に住んでいるという女性の方でした。この街で日本人に出会うことはほとんどないということで、とても驚いていまし

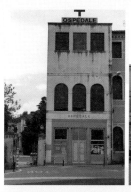
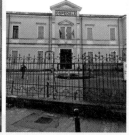

写真1　ミラーノ総合病院

イタリア 4 Ospedale Civile di Mirano

た。この街の病院にしばらく滞在する予定であることを伝えると、たいへん喜んでくれました。近くの喫茶店で少しお話をさせていただいた後で連絡先を教えてもらいました。最終的には、入国前後の手続きだけでなく、現在も日常生活においていろいろとお世話になっています。

　見学から帰ってきた後から、実際の留学準備を開始しました。イタリア留学経験者の先生方に再度連絡を取らせてもらい、ビザ申請方法を中心に、どのような準備をされたのか、詳細に教えてもらいました。留学先の施設からどのような招聘状（invitation letter）を作成してもらったほうがよいか、イタリア国内で通用する医師免許の取得方法、イタリア語の勉強方法、イタリアでの生活で注意する点、留学の苦労話など、実際に留学を経験した先生方からの一次情報は、本当に役に立つものばかりでした。

　イタリア大使館でのビザ申請は、90日前から受け付けていましたので、1月を過ぎてから手続きを開始しました。予想以上に書類の不足・不備の指摘があり、やり取りに時間を要しました。また、市役所での手続き（年金、医療保険）や等価証明手続きなど、思っていたよりやることが多くかなり忙しい日々となりました。その経過で、イタリア語の勉強はどうしても後回しになってしまい、半年前から購入していた学習本はほとんど手付かずの状態となっていました。最終的には、ビザ取得の見込みが確実になった後、自宅近くのイタリア語教室を訪れました。事情を話して、特別プログラムを組んでもらい、出国までの10日間、毎日レッスンをしてもらいました。もちろん、付け焼き刃に過ぎず、日常会話もままならない状態でイタリアへ入国することになりたいへん苦労しました。

　それから、状況によりますが、入国後すぐに契約したアパートや住居に入居できるとは限りません。また、入居できたとしても電気やガス、水道などのライフラインが整っていない可能性もあります。そのため、入国後しばらくは、安価で宿泊できる長期滞在型ホテルの予約をお勧めします。インターネット接続環境があれば、さまざまな情報を検索することもできます。私自身は、1週間ほどホテルに滞在しました。そのあいだに、住環境の心配をす

ることなく、入国後必要な手続きや携帯電話の契約、日常生活に必要なものを買い出しに行くことができました。

出国までの事務的手続き

1. ビザ申請

　出国までの手続きで最もたいへんで重要なのが、ビザ申請です。留学先が決まった後、イタリア留学経験者の先生方をとにかくたくさん紹介してもらって、手続きを教えてもらったのですが、皆一様にこのビザ申請がたいへんだった、とおっしゃっていました。ただ、その内容については、ここ数年で大きく変わってきており、イタリア留学経験者の方々も時期によって若干の違いがありました。現在、申請できるビザの種類と準備する必要のある書類に関しては、イタリア大使館のウェブサイトで確認することができます。現在は、以下の13種類のビザが示されています。

 1) 就労ビザ（被雇用者）
 2) 就労ビザ（非雇用者ビザ）
 3) 家族ビザ
 4) 観光
 5) 商用
 6) 会議出席のためのビザ
 7) 就学ビザ
 8) 語学留学
 9) 職業訓練コース
10) 研修
11) 大学
12) 交換・文化プログラム（未成年者）
13) 高度な研究、および、文化活動を行う場合（大学また研究機関にて正規

の教職・研究職の場合)

　留学先との正式な契約がなく給与が支給されない場合には、基本的に就学ビザを申請することになります。就学ビザの申請に必要な書類は、以下のように示されています。

1) パスポートサイズの写真（近影・カラー）を貼付したビザの申請書
2) パスポート（帰国予定日より数えて90日以上の有効期間が必要）とそのコピー
3) 住民票
4) イタリアに滞在する全期間を通じて医療費を完全にカバーする（医療費の項目が無制限の）海外傷害保険の契約書
5) 留学の資金が入っている本人名義の預貯金口座の通帳とそのコピー（留学資金の提供者が親の場合、親の通帳、所定の保証書、実印印鑑登録証明を提出してください）
6) 住居に関するいずれかの証明書（賃貸契約書、または家主からの受入れ承諾書、または、受け入れ先学校の住居提供証明書）

　上記の書類を揃えて提出することになります。個々のケースで要求される内容も異なっており、文字通りケース・バイ・ケースのようです。日本での所属施設や留学先での身分扱いがどうなっているかなどによって、準備する書類およびその内容について、窓口でさまざまな助言があります。したがって、基本的にはある程度書類を準備した段階で、一度窓口に相談をして、アドバイスをもらったほうがよいかと思います。以下の記載は、あくまで、私のケースではどうだったかという紹介になります。

　4)の海外傷害保険ですが、無制限と表記されていますが、最高1千万円以上の保険であれば認められました。また、6)に関して、イタリアに渡る前で、正式な賃貸契約書を手に入れることが難しいため、留学先施設からの招聘状（invitation letter）に住居保証の一文を入れてもらうことで解決しました。EU内で通用する医師免許を持っていない場合、臨床手技を行うことはできませんので、留学期間中に臨床手技は行わない、という一文も入れ

ることで明確に伝わると思います。それから、日本での所属施設や所属大学から、ビザセクション宛に推薦状（むしろ嘆願書に近いかもしれません）を作成してもらい、これも一緒に提出しました。ビザ申請は出発の 90 日前より受け付けています。4 月開始の留学を予定していましたので、正月過ぎに初めて大使館へ行き手続きを開始しましたが、書類の不足や不備を指摘されることが多く、なかなか取得できませんでした。その間、さまざまな方々のお世話になり、最終的にビザを取得できたのは、4 月を過ぎていました。

　このように、予想以上にやり取りに時間がかかることがありますので、かなり余裕をもって手続きを開始するのがよいでしょう。しかしながら、近年、臨床研究留学を目的とした就学ビザ取得が非常に難しくなってきているという話を聞きます。施設からは受け入れ許可があったにもかかわらず、就学ビザが取得できないため、留学を開始できていないケースや、留学先そのものを別の国へ変更したケースがあります。ビザを取得する別の手段として、Nulla Osta と呼ばれる就労許可証を手に入れる方法があるようです。じつは、私自身もビザ申請を行なった当初、この Nulla Osta が取得できれば、就労ビザを出すことができると大使館窓口で助言されました。Nulla Osta 申請に関して、その後自分なりに調べてわかったことを以下に記しておきます。

① **Nulla Osta について**

　Nulla Osta とは「許可、承認」を意味しているようで、研究活動に対する許可の他に、労働許可や婚姻許可などもあるようです。

　イタリア内務省（Ministero dell'interno）のウェブサイト[※2]で確認したところ、それぞれの許可（Nulla Osta）に対して、申請する様式（Modulo）が決めれているようで、Modulo A、B、C……Z まで、さまざまな種類の様式があるようです。

② **研究活動に対する Nulla Osta**

　日本からイタリアへ入国して研究活動をする場合には、「Modulo FR

※2　https://nullaostalavoro.dlci.interno.it/

(Nulla Osta all'ingresso e soggiorno per ricerca scientifica)」というものが該当すると思われます。

③研究活動の許可を申請できる施設は限られている

ここでひとつ問題になるのが、この Modulo FR の申請は、どの施設（大学、病院、研究機関）でもできるわけではないということです。Modulo FR 申請の注意書きに中に、「La richiesta può essere inoltrata da una università/Istituto di ricerca iscritta nell'elenco degli istituti di ricerca di cui al D.M. 11.04.08.」という文章があります。これは、D.M. 11.04.08 のリストに掲載されている施設だけが、申請可能であるという意味だと思われます。つまり、あらかじめ施設としての承認を得ていないと、申請できないということになると思います。

④「D.M. 11.04.08」とは

D.M. 11.04.08 は、2008 年 4 月 11 日付けで交付された省令を意味するようです。正式には、「Decreto Ministeriale 11 aprile 2008」という名称です。この省令もウェブサイト[※3]にありました。題名が「Istituzione dell'elenco degli Istituti pubblici e privati di ricerca」となっており、公立および私立の研究施設のリストという意味だと思われます。以下、認定施設になるための条件などが書いてあるようです。

⑤リスト

現在有効と思われる、認定されている施設のリスト[※4]を見つけました。このサイトでは、施設認定の申請を行うページもあるようです。

以上が、現時点でわかっていることです。もちろん、当局に確認したわけではないので、正確ではない部分もあるかもしれませんし、時間経過とともに変更される点もあるかもしれません。しかしながら、留学先施設の担当の方と事務手続きの話を進めていく上では、助けになるかと思います。

※3 http://attiministeriali.miur.it/anno-2008/aprile/dm-11042008.aspx
※4 https://loginmiur.cineca.it/elencoistituti/front.php/autorizzati.html

ちなみに、ビザ申請先ですが、住所地が長野以東の場合は在東京イタリア大使館[※5]、中部以西の場合は在大阪イタリア総領事館[※6]に申請を行います。

2. 住居探し

　留学先施設から住居を斡旋してもらえればいちばん安心ですが、斡旋してもらえなくても、不動産屋や住むのにオススメの地域などを教えてもらえれば、かなり探しやすくなると思います。施設見学に訪れた際には、このポイントを忘れないでください。私も見学に訪れた時、できるだけ病院周辺の街並みを観察し、病院の職員の人に質問をしました。また、最近では、イタリア国内の賃貸物件を探すウェブサイトが複数あり、ウェブ上の手続きだけで契約が可能な物件もあるようです。ただ、場合によっては家族も一緒に住むことになりますので、治安も含めできるだけ地元の情報を得ることをお勧めします。私の場合は、幸いにして施設見学に訪れた時に出会った地元に住んでいる日本人の方が、不動産屋とのやり取りを行ってくれたので、あまり困らずアパートを見つけることができました。

3. 所属学会および所有する認定医・専門医資格について

　おそらく複数の学会に所属している方がほとんどだと思いますが、それぞれの学会で定められている、海外留学中の扱いについて調べておいたほうがよいです。届出方法や年会費に関しても学会によって異なることもあります。日本を発ってしまってからでは、休会の手続きなどが困難な場合もあり、また、学会事務局に迷惑をかけないで済むように、国内にいるうちに手続きを終了しましょう。それから、現在所有している、あるいは、取得を目指している認定医・専門医資格についても再度確認しておくことが重要です。特に、現在所有している資格が、留学期間中に更新時期を迎えるケースでは注意が

※5　在東京イタリア大使館：http://www.ambtokyo.esteri.it/Ambasciata_Tokyo/
※6　在大阪イタリア総領事館：http://www.consosaka.esteri.it/Consolato_Osaka/

必要です。その時点で揃えることのできる更新に必要な申請書類は、留学前に揃えてしまったほうがよいです。あるいは、更新に必要な単位（点数）が不足してしまう場合もあるでしょう。多くの学会で、留学期間中は更新延長を認めているようですし、なかには、留学期間そのものが更新に必要な単位として認められる学会もあります。いずれにしても、国内にいるうちに学会事務局へ問い合わせておくべきです。

4. 留学中の身分と収入

　私の場合は、「clinical research fellow」という肩書です。しかしながら、正式に施設と契約を交わしているわけでもなく、もちろん給与も支給されません。ただ単に、押しかけて施設に居座って勉強しているという身分です。日本での勤務先も退職というかたちになり、実質は無職ということであり、精神的な不安は強くありました。他の留学生の方々の話を聞くと、勤務先との契約にもよりますが、在職したまま給与を支給してもらう方法や退職せず休職というかたちで留学する方法もあるようです。日本での職があるということは、わずかでも収入が得られることや精神的な安定だけでなく、医療保険や年金などにもかかわってきますので、可能性がある方は現在の勤務先とぜひ交渉するべきです。また、留学生の援助を目的とした基金は複数あります。応募条件はさまざまですが、留学先が決定する前から調べることのできることですので、早い段階から検討しておくことをお勧めします。

5. 住民票、年金、医療保険

　住民票に関しては、転出届を出す場合もあるようです。日本の所属施設から給与が支給される場合、多くのケースで年金や医療保険も継続されます。退職した場合には、自分で国民年金の保険料を納付しないと、未納期間としてカウントされてしまいます。医療保険に関しては、国民医療保険に加入することもできますが、任意継続といって、2年間だけですが、退職前の保険を継続することができる制度があります。退職前に、病院の事務に確認して

おきましょう。注意する必要があるのは、ビザ申請に必要な海外傷害保険では、当然ですが、日本国内の医療機関を受診することはできないということです。つまり、一時帰国時に病気やケガをして医療機関を受診すると全額自己負担となります。もちろん、この日本への一時帰国中だけ医療費を保障してくれるサービスも民間の保険会社にありますので確認してください。

6. 生命保険

　民間の生命保険に加入している方もいると思います。ほとんどのケースでは、海外での事故による死亡は補償の対象になっていますが、病気の場合、生命保険会社が提供している医療保険は対象外です。万が一の時のため、保険会社の担当者に海外留学することを伝えるのは当然ですが、同時に、海外でケガや病気をした時にどのような補償があるのか確認しておいたほうがよいでしょう。また、留学中に無収入となる方は、留学期間中は必要なだけの補償に変更することも、経済的には有用かもしれません。私の場合は、留学先から給与が出なかったため、留学期間中は保険料の安い、いわゆる掛け捨ての保険に入ることで節約になりました。また、だいぶ以前に加入した生命保険の保障内容を確認するよいきっかけにもなりました。

7. 住宅ローン

　マンションや戸建てといった、持ち家を購入している場合は、住宅ローンに注意が必要です。月々の支払いが多い方は、銀行の担当者に相談して返済計画の変更も検討すべきでしょう。留学期間中は、不動産会社に頼んで、賃貸に出すという方法もあります。その場合、所得税の住宅ローン控除が受けられなくなることもあるそうなので、確認が必要です。あるいは、退路を絶って、売却してしまうという選択肢もあるかもしれません。

8. 国際運転免許証

　留学先で車を購入予定の方は、手続きが必要です。地元の運転免許センター

の窓口で、比較的簡単に交付されます。現在は、有効期間が1年間となっており、更新する場合には、旧国際運転免許証を返納し新たに発行してもらう必要があります。いずれも日本国内での手続きであるため、出国までに済ませておく必要があります。レンタカーを利用する可能性もありますので、ぜひ手に入れておいたほうがよいでしょう[※7]。

イタリア入国後の事務手続き

1. 在留届

　イタリアに限ったことではないですが、まずは在留届を出しましょう。現在は、ウェブサイトですべて手続きを行うことができます[※8]。メールアドレスを登録しておくと重要な事件が起こった時など、メールを受け取ることができます。また、定期的に外務省のホームページで自分の住んでいる国や街の情報をチェックしておいたほうがよいでしょう[※9]。日本語で情報が得られますので安心です。また、最近では、海外安全アプリというスマートフォン用のアプリが外務省から配信されていますので、ぜひインストールしておきましょう[※10]。在留届とは異なりますが、念のため、留学先施設の先生に、日本での緊急連絡先（親、家族など）を伝えておいたほうがよいと思います。逆に、日本にいる親、家族にも留学先施設の連絡先は伝えておきましょう。

2. 携帯電話の契約

　携帯電話はなくても生活できますが、可能なら所有しておくと安心です。

※7　警視庁のウェブサイト（国際運転免許証について）
　　　http://www.keishicho.metro.tokyo.jp/menkyo/menkyo/kokugai/kokugai01.htm
※8　在留届ORRネット：https://www.ezairyu.mofa.go.jp/RRnet//index.html
※9　外務省海外安全ホームページ：http://www.anzen.mofa.go.jp/
※10　海外安全アプリ：http://www.anzen.mofa.go.jp/c_info/oshirase_kaian_app.htm

後に述べる滞在許可証申請の際にもあると便利です。こちらでの携帯電話は基本的にSIMフリーとなっているようです。複数の携帯電話会社（TIM、vodafone、wind、treなど）がありますが、会社や時期によってプランはさまざまです。最初から2、3年の長期滞在が明らかならば、端末付きのプランを契約したほうがお得かもしれません。あるいは、日本からSIMフリー型のスマートフォンを持って行き、現地でプリペイド型のSIMカードを購入するのもよいでしょう。日本からでも各社のプランが確認できます[※11～14]。

3. 滞在許可証の申請

　ビザを持っていても、3カ月以上イタリアに滞在する場合には、滞在許可証（ペルメッソ・ソッジョルノ：Permesso di soggiorno）が必要になります。正式なビザを所有していても、滞在許可証がないと不法滞在となりますので注意が必要です。まず重要な点は、イタリアに入国後、8日以内に申請をする必要があるということです。おおまかな流れは次の通りです。

①郵便局で申請書を手に入れる

　まずは、自宅近くの郵便局（URL：Poste Italia）へ行き、Kit（キット）と呼ばれている申請書類が一式入った封筒をもらいに行きます。Sportello Amicoと書かれている窓口で、滞在許可証申請用のキットをお願いすると無料でもらえます。日本の銀行や郵便局でもよく見かける、番号札を取るシステムになっており、番号札の種類は「F」「P」「A」などがありますが、「P」の札を取って自分の番号になるまで待ちましょう。このキットの中に申請用紙2種類（modulo 1とmodulo 2）、申請料払込用紙、記入の仕方、略号一覧などが入っています。就学用の滞在許可証申請の際に必要な書類は次の

※11　TIM mobile：https://www.tim.it/offerte/mobile/
※12　Vodafone：http://www.vodafone.it/
※13　WIND：http://www.wind.it/it/
※14　tre：http://www.tre.it/

通りです。
　a）パスポート全ページのコピー
　b）医療保険証書のコピー
　c）財産証明書のコピー
　d）入学許可証（施設からの招聘状）のコピー
　e）収入印紙（marca da bollo）16ユーロ
　f）記入済みの申請用紙（modulo 1）

　a）は、スタンプが押されていないページはコピーしませんでしたが大丈夫でした。b）とc）はビザ申請時に提出したものと同じものを提出しました。d) は施設からの招聘状 (invitation letter) をコピーして入れました。e）は近所のタバッキィ（日本でいうコンビニみたいなタバコ屋さん）で16ユーロの収入印紙をお願いすると売ってもらえます。タバッキィによっては扱ってないところもあります。f) は、実際に記載する部分はそれほど多くなく、比較的簡単に記入できます。

②必要書類を揃え、郵便局へ提出する

　Kit内に入っている払込用紙を使って申請料を払います。金額は3カ月から1年用の107.50ユーロです。窓口は「F」です。この払込用紙は、払込額を数字とアルファベットでそれぞれ記入する欄があり、やや注意が必要です。以下、記入方法です。
「di Euro」の欄に、107.50と、数字で記入します。
「Importo in lettere」の欄にはその数字を文字で記入しますので、CEN-TOSETTE/50と書いてください。（セントはこのように数字で書きます）
「ESEGUITO DA」自分の名前、苗字を記入します。
「RESIDENTE IN VIA」：自分の住所を記入します。

　それから、①で準備したa）からf）の書類と、この申請料払込用紙の半券をKitの封筒に入れて、「P」窓口で提出します。この時、郵便局員が書類を確認してくれます。最後に手数料として30ユーロを払います。問題がな

ければ申請が受理され、引き換えに書類を2枚もらいます。上部左にバーコードと数字が記載された小さな紙と、出頭する警察署と日時が記載されたA4サイズの紙です。この2枚は、滞在許可証が発行されるまで大切に保管する必要があります。万が一、滞在許可証の提示を求められた時にはこの書類を提示し、申請中であることを伝える必要があるからです。

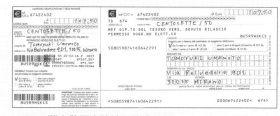

写真2　滞在許可申請時の払込用紙

③警察署（クエストゥーラ：Questura）に出頭する

　街によっても違うようですが、指定された時刻にかかわらず、朝早くから行くことをお勧めします。警察署に着くと、まず入り口で目的別に整理券が配布されているので、滞在許可証の申請のために来たと伝えます。指定されている時刻になったとしても、この時にもらった整理券の順番が来るまで待つ必要があるのです。この日に持っていくものは、

a) パスポート原本
b) コピーを提出した、①の b)、c)、d) の原本
c) アパートの賃貸契約書
d) 証明写真4枚（使うのは2枚でした）

　いくつか質問されますが、基本的に英語はあまり通じないので、イタリア語に不安がある方は誰かに付いてきてもらったほうがよいでしょう。書類に問題がなければ最後に指紋採取をして終了です。

④出来上がった滞在許可証を警察署に取りに行く

　滞在許可証が出来上がると携帯電話にSMSが届くので警察署へ取りに行きます。あるいは郵便局での申請時にもらった書類に記載されている番号を

ウェブサイト[※15]上で入力することで、出来上がりの確認は可能です。バーコードの下に記載されている12桁の番号です。また、私は利用したことないですが、イタリア国内にはPatronatoという外国人向けの無料相談所があり、これらの手続きを手伝ってくれるそうです。英語が通じる人もいるようなので、地元に頼れる人がいない場合には検討してみてください。

4. 納税者番号（Codice Fiscale：コーディチェ・フィスカーレ）

　住民票の申請や、医療保険の申請などで必要になります。また、携帯電話の契約や銀行口座の開設時にも要求されます。納税者番号の取得は税務署（Agenzia delle Entrate）で行います。以下の書類が必要です。
 a) 有効なパスポート
 b) 有効な滞在許可証オリジナル
 c) 身分証明書（Carta d'identità）

　私の場合は、滞在許可証申請で1回目に警察署に出頭した後、そのまま近所窓口で申請したところ、その場で発行してもらえました。滞在許可証申請中の書類とパスポートだけで大丈夫でした。じつは名前と生年月日などで自動的に作成される仕組みなので、確認できるウェブサイトもあります[※16]。

5. 住民登録（身分証明書）

　滞在許可証カードを取得したら、住民登録（Certificazioni anagrafiche）を行うために市役所に行きます。以下、必要な書類です。
 a) パスポート
 b) 滞在許可証カード
 c) 納税者番号（Codice Fiscale）
 d) 写真2枚

※15 http://questure.poliziadistato.it/stranieri/
※16 http://www.codicefiscale.com/

数日後に自宅へ係員が訪ねてきて、実際に住んでいるかどうか確認をします。その後、数日して市役所に行くと身分証明書（Carta d'identità）が発行されます。この身分証明書を持っていると、イタリアの公的医療保険に加入できたり、他のさまざまなサービスを申し込むことができるようになります。ちなみに、ヴェネチアでの水上ボートに割引で乗るためのCITYPASS VENEZIA UNICAも、この住民カードで取ることができました。

6. 医療保険（国民保健サービス）

　イタリアでの公的医療は、国民保健サービス（Servizio Sanitario Nazionale、通称SSN）によって提供されています。財源はすべて税金ですが、身分証明書（Carta d'identità）を持っていると外国人でも加入することができます。申請場所は、地方保健所（ASL）ということです。「Distretto socio sanitario」と地元自治体の名前を同時に検索するとウェブサイトが見つかると思います。これは、イタリア人と全く同じサービスが受けられるもので、かかりつけ医も持つことができます。就学の滞在許可証所有者は、1年間（1～12月）149.77ユーロで加入でき、健康保険証（Tessera Sanitaria）をもらうことができます。払込先は地区によって違うので、地方保健所（ASL）の窓口で確認をしてください。日本で民間の海外傷害保険に加入している場合には、無理に加入する必要はないかもしれませんが、2年目以降はこのSSNを利用することも可能です。

7. 滞在許可証更新

　1年間経過すると滞在許可証を更新する必要があります。1年間有効のものを所持している場合、60日前から申請することができます。基本的には、初回の申請時とほとんど同じ作業です。就学滞在許可証の更新時にKit内に入れる必要があるものは以下の通りです。
a) 記入済みの申請用紙（modulo 1）
b) 学校の成績表および単位取得表のコピー

c) 医療保険に加入している証明のコピー

d) 財産証明書のコピー

　成績表はありませんので、招聘状（invitation letter）に類するものを所属施設に作成してもらって、これを同封します。医療保険の証書は、日本で加入した海外傷害保険の証書で構いません（もちろん、新たに1年間加入する必要があります）が、INAという必要最低限の保険でも認められるようです。これは、死亡した時のみいくらか補償が出る程度のもので、普段の医療費は補償されません。郵便局で払い込んで、その半券を同封します。費用は1年間で98ユーロと非常に安いですが、ほとんど保障がないので、少なくとも上記のSSNにも加入したほうがよいでしょう。いずれにしても日本語でのサービスはありませんが、日本の民間会社による海外傷害保険に加入するよりは安く済むかもしれません。あとは初回時と同じように、16ユーロ分の収入印紙を購入して貼って、申請料107.50ユーロを払い込んだ半券を同封します。最後に郵便局員に確認してもらい、問題なければ手数料の30ユーロを支払うと控えの紙と警察へ出頭する日時を教えてくれます。
INAの払込先です。
sul C/C n.: 71270003

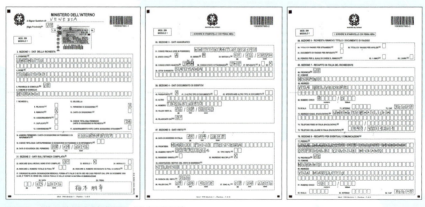

写真3 滞在許可申請書記入例（更新時）

di Euro: 98.00
IMPORTO IN LETTERE: NOVANTOTTO/00
INTESTATO A: INA ASSITALIA AG, GENERALE DI ROMA "CONTO 20" VIA DEL TRITONE, 18 - 00187 ROMA
CAUSALE: POLIZZA SANITARIA STRANIERI

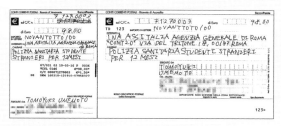

写真4　INA払込用紙

8. 医師免許の等価証明（Dichiarazione di valore）手続き

　イタリア（EU）以外の国で、医師免許を取得した外国人が、イタリア（EU）国内で医療行為が行えるように、自身の医師免許の等価性を証明する手続きのことです。臨床研究を目的として留学する場合には必要ありませんが、留学先の施設によっては、この手続きを要求されることもあると聞いています。ここでは、等価証明手続きに必要な作業を解説します。日本での作業と、海外での作業に分けられます。

①日本での作業
　指定された書類を準備し、それらをイタリア語に翻訳してもらいます。この翻訳は、イタリア大使館に「宣誓翻訳家」として登録されている方にお願いする必要があります。宣誓翻訳家リストを大使館のウェブサイトで確認することができます[17, 18]。

　a）大学の卒業証明書
　b）大学の成績証明書（理論と実習、それぞれ履修内容と授業時間数の記載が必要）
　c）厚生省発行の医師資格証明書（英語版）
　d）厚生省発行の行政上の処罰を受けていないという証明書（英語版）

e）警察署発行の無犯罪証明書
　f）パスポート写真部分コピー
　g）医師免許証（日本語）コピー
　h）専門医証明書
　i）臨床研修修了証明書（研修内容の記載が必要）
　j）申請時の所属施設の在職証明書
　以上の書類を翻訳した後、それぞれの書類の証明作業が必要になります。
a）、b）　外務省で公印確認証明
c）～e）　外務省でアポスティーユ
f）～j）　公証役場での認証
等価証明の申請書とともに宣誓翻訳家の方に大使館へ提出してもらい、翻訳承認をしてもらうと同時に等価性の証明をもらいます。ここまでが国内で行う作業です。

②イタリア国内での作業

　等価証明された書類を持ってイタリアの医師免許申請を行います。場所は、ローマにあるイタリア厚生省（Ministero della Salute）[19, 20]の一カ所だけです。窓口での書類提出は、前もって電話予約が必要です。電話口で予約

※17　イタリア大使館：http://www.ambtokyo.esteri.it/
　　　在日イタリア大使館ホームページの中央右側にあるメニューから、「利用者オンライン」の下に並んだ「書式」をクリックすると、表示されたページの最下段に「宣誓翻訳家リスト」という文字があります。これをクリックすると宣誓翻訳家の名前・連絡先が記載されたPDFファイルが開きます。
※18　宣誓翻訳家リスト：http://www.ambtokyo.esteri.it/NR/rdonlyres/15202330-3E1F-449C-BC11-2FAECEFB99F7/46801/ListaTraduttoriGiurati1marzo2017.pdf
※19　イタリア厚生省：http://www.salute.gov.it
※20　イタリア厚生省のウェブサイト内に、手続きの詳細が書かれた「Riconoscimento di titolo abilitante all'esercizio della professione di medico chirurgo conseguito in paese non comunitario sia da cittadini comunitari, della Confederazione svizzera e dell'Area SEE che da cittadini non comunitari」という表題のページがあります。見つからない場合は検索してください。

の日時を伝えられます。また、メールアドレスを伝えると予約日時が記載されたメールが届きます。注意点として、予約のための電話受付は月曜日から金曜日の9時から13時30分までです（問い合わせに関しての受付は、火曜日、木曜日、金曜日の11時30分から12時30分となっています）。代理人による提出も可能です。書類提出時には16ユーロの収入印紙（Marca da bollo）とパスポートのコピーが必要です。書類を受理してもらえると、しばらくしてから手紙が送られてきます。その後、イタリア語能力を問う試験および医学知識を問う試験（試験問題はイタリア語）を受験する必要があります。この試験は春と秋の年2回施行されます[21]。

留学生活紹介（仕事編）

1. イタリア共和国

　イタリアの正式名称はイタリア共和国です。イタリア語ではRepubblica Italiana、英語ではRepublic of Italyと表記します。地中海に位置し、有名な長靴型の特徴的な形をしています。国土面積は約30万平方キロメートルで総人口は約6,000万人、面積は日本の約80％、人口は日本の約半分と考えると覚えやすいと思います。ちなみに100万人前後の都市は、ローマ、ミラノ、ナポリ、トリノと4つあります。サッカーや自転車レースなどのスポーツ、パスタやピザなどのイタリア料理といった食文化の印象が強い国である一方で、個人的には政治的・経済的に関して、あまりパッとしない印象をもっていました。これは一般にイメージするイタリア人像や、前首相であるベルルスコーニさんの影響が大きかったのかもしれませんが、総人口はEU（欧州連合）のなかで、ドイツ、フランス、イギリスに次ぐ第4位であり、ヨーロッパ内の大国の一つと言えるのではないでしょうか。さらに、GDP（国

※21 試験問題に関してのウェブサイト：http://esame.miur.it/domande.html

内総生産）も世界ランクで第8位（EU内では4位）であり、主要国首脳会議（G7、いわゆるサミット）にも参加しています。

2. 留学先施設の紹介

　私の留学した施設は、ヴェネト州のミラーノ市にある公立病院です。ミラーノはイタリア語では「Mirano」と表記するため、有名なミラノ「Milano」とたいへん紛らわしいです。また、発音する場合にも日本人にとって苦手な「R」と「L」の違いですのでなかなか伝わりません。到着時刻によってはバスがないため、ヴェネチア空港から自宅までタクシーを利用することもありますが、運転手の方に「Miranoまでお願いします」と言っても、「本気でMilanoまで行くのか？」と必ず驚かれます。私の所属しているOspedale Civile Mirano（ミラーノ総合病院）は、その名の通りMirano市の中心にあります。Mirano市は、正式には、イタリア共和国ヴェネト州ヴェネチア県にある基礎自治体（コムーネ）であり、人口約3万人という小さな市です。ヴェネチア本島の北西20km程のところに位置しています。ヴェネチア本島からは路線バスで約40分ほどの距離です。近隣にある大きい都市としては、西にロミオとジュリエットで有名なヴェローナ（Verona）、東にヴェネチア本島の玄関口であるメストレ（Mestre）、南に大学の街としてしられるパドヴァ（Padova）などがあります。

　イタリアでは大都市を除くとほとんどが公立病院のようです。公立病院は行政区域により番号がついていて、「ULSS（Unita Locale Socio Sanitaria）13」などの表記になっています。ちなみに、この「13」が私の所属している行政区域の番号になります。この行政区域には、「Mirano」の他に、「Dolo」「Noale」という市が含まれており、それぞれに病院があります。当院は、一般的な総合病院であり、あらゆる科が設けられています。見学に訪れた時、印象的であったのは土地に余裕があるためか、ほとんどの科が独立した建物になっていて、その多くが3階建て程度です。連絡通路などもないため、別の科に移動するためには一度外に出る必要がありやや不便

です。入国当初に健康診断受診を指示されましたが、検査科・内科・眼科・皮膚科などすべて回るのに広大な敷地を歩き回って一つひとつ受診する必要があり、とても疲れた記憶があります。

当科で行っているおもな治療は冠動脈ステント留置術（PCI）、下肢動脈を中心とした末梢血管に対するカテーテル治療（EVT）、頸動脈ステント留置術（CAS）、腹部大動脈瘤に対するステント治療（EVAR）、経皮的大動脈弁留置術（TAVI）、僧帽弁閉鎖不全症に対するクリップ術（MitralClip）、左心耳閉鎖術

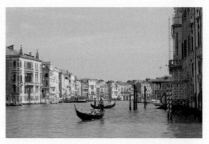

写真5　ヴェネチア

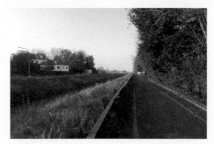

写真6　ミラーノ

（LAA closure）、卵円孔閉鎖術（PFO closure）など多岐にわたります。それぞれの年間症例数は、PCI：1,000件、EVT：500件、CAS：150件、EVAR：50件、TAVI：40件、MitralClip：30件、LAA closure：30件、PFO closure：30件程度です。特徴の一つとしては、緊急カテーテル症例が非常に多いことで、ほぼ毎日、数件の緊急カテーテル症例があります。前述したように近隣にも病院はありますが、緊急対応体制があまり整っていないようで、他院から多くの患者さんが送られてきます。また、さまざまなカテーテル治療に対応しているため、待機的な患者さんの紹介も多いです。当初は、この小さな市にある病院でなぜこれほどの症例数があるのか不思議でしたが、かなり遠方からも紹介患者さんがあるようです。

Interventional cardiology部門の医師はスッタフが5人、私を含めてフェローが3人います。カテーテル室は全部で3室ありますが、1つはアブレーション治療専用室となっており、基本的に2室でインターベンション治療

を行っています。1日の平均カテ件数は15件ほどですが、20件を超えることもあります。コメディカルの体制は、看護師が10名程度、放射線技師が2名専属となっています。一つの症例に対して、医師1人、看護師2人（場合によっては1人は放射線技師）で検査・治療に当たるのが通常です。診断造影だけの場合には医師1人ですべての手技を行っていますが、カテーテル治療となった場合には、看護師が助手として手洗いして治療に参加します。看護師さんはカテーテル治療に関して非常に教育されており、日本で考えると後期研修医以上の知識と経験を有していて、的確に医師の補佐を行っています。時には治療方針についてもコメントするくらいです。コメディカルスタッフは7～14時、12～19時の2交代制です。非常に興味深かったのは、19時を過ぎると予定していた症例を、いとも簡単に翌日に変更してしまうことでした。日本では予定したカテーテルは遅い時間になってもその日のうちに行うことがほとんどであり、このあたりは、なんともイタリアらしいなと感じました。

　他に施設の特徴として挙げられるものに「TOBI」があります。「TOBI」とは、すでに簡単に紹介しましたが、当院が主催しているライブデモンストレーションです。「Total Occlusion and Bifurcation Interventions」というのが正式名称で、毎年秋にメストレのホテルを会場として開催しています。当施設を含めて、ロシア、トルコ、エジプト、イタリアの4つの施設からライブ中継を行なっています。日本からもゲストオペレータとして毎年数名の医師が招聘されており、当施設のカテーテル室でCTO症例を施行され

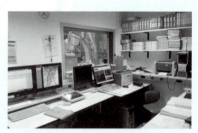

写真7　当院のカテーテル室

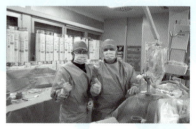

写真8　Salvatore Sacca医師とカテーテル室で

ます。日本の治療技術が間近で見れるため、同僚たちは毎年心待ちにしています。

3. 日常業務スケジュール

　1日の始まりは意外と早く、8時頃から（早い日は7時半頃から）カテーテル検査・治療が始まるので、それまでに出勤しています。早朝にその日の症例一覧が貼り出されているので、まずそれを確認して、その日の予定をイメージします。基本的には、症例準備の手伝いをしたり、手技の見学をしています。症例前には、治療適応や治療戦略についてディスカッションすることができますし、症例終了後には実際の術者から治療のポイントなどを聞くことができ、たいへん勉強になります。同僚医師はほとんど英語を話すことができるので、イタリア語の知識がなくてもあまり困ることはありません。ただ、看護師さんは基本的にイタリア語しか通じないので、当初はかなり苦労しました。

　昼食は、12～13時頃に各々取るようになっています。普段は院内の食堂へ行き、サンドイッチやパスタを食べることが多いです（だいたい5ユーロ程度で食べられます）。また、1、2カ月に一度、看護師さんが数種類のハムとパンを持ち寄り、パニーノを作ってくれることがあります。どうやら実家でハムやソーセージ作りをしている方がいるようです。カテーテル室に勤務している人数分作るので、自家製パニーノが机いっぱいに並べられ、みんなでおしゃべりをしながら和気あいあいといただきます。お店で食べるものよりも美味しく、いつも心待ちにしています。昼食後は、またカテーテル治療が始まり、だいたい19時頃まで症例が続きます。症例終了後はデスクワークとなります。おもに行っていることは以下のことです。

　a)　臨床研究のデータ整理
　b)　上司が学会発表時に使用するスライド作成
　c)　上司が依頼された論文レビューの手伝い
　d)　ボスや同僚が執筆する雑誌や教科書の原稿作成の手伝い

e) 自分の臨床研究や学会発表の準備

症例終了後だけでなく、症例と症例の合間にもこれらの仕事を行っています。b) のスライドの準備ですが、発表予定の直近に指示されることも多く、やや負担が大きいと感じることもありますが、作成時に上司とディス

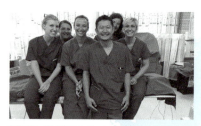

写真9　職場のスタッフ

カッションを行ったり、資料を読み込んだりする過程で、これまでになかった知識や知見を得ることができるため、非常に良い経験になっています。c) の雑誌レビューの手伝いや、d) の原稿作成の手伝いも学ぶことが多くたいへん勉強になります。月曜日から金曜日までが上記のようなスケジュールで、土曜日・日曜日は完全に休みになります。当然、当施設は急患対応も行っていますので、夜間や休日にも救急症例の治療はありますが、緊急症例には基本的には呼ばれません。週末に病院へ行き、データ整理などを行っている時に救急患者が来たら緊急治療を見学することもできます。症例検討会やリサーチカンファレンスなどは、特に決まった曜日に行うのではなく、随時行っています。症例の合間に突然、「何か新しい臨床研究のアイデアはないか？」と聞かれることもあり、なかなか気が抜けません。

　留学当初一つ困ったことは、一般病院のためか大きな図書館がなく、文献検索が自由にできなかったことです。大学病院に留学する場合には ID をもらってネットワークに接続できることもあるようです。日本での所属施設にもよると思いますが、VPN（仮想プライベートネットワーク）接続が可能な場合には、出国までにその利用方法（ID やパスワードも含めて）を確認しておくとよいと思います。

4. 仕事帰りに…

　勤務終了後には、アペリティーボ（Aperitivo）に誘われることがあります。アペリティーボとは食前酒のことですが、いわゆる仕事帰りに一杯と

いったイメージです。同僚の話では、通常夕食を取るのが 20 〜 21 時頃からと遅く、アペリティーボタイムはだいたい 18 〜 19 時頃です。1 日の仕事を終えたら、まずはバール（Bar）で軽く乾杯！ 飲み物は、ビールやプロセッコ（スパークリングワインの一種）が主流ですが、地元ヴェネト州の名物カクテル「スプリッツ（Spritz）」を飲む人も多いです。日本で言うところの、「とりあえずビール！ お疲れ様〜！」といったやつに似た感覚ですが、日本との違いは、そのまま長々と酔っ払うまで飲み続けない

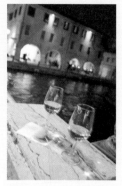

写真10　アペリティーボ

ところでしょうか。チケッティ（Cichetti）と呼ばれる軽いおつまみを食べながら、本当に軽く 1、2 杯だけ飲みます。飲んでいるあいだはひたすらおしゃべりをします。次の臨床研究のアイデアを相談するような硬い話から、恋人とののろけ話まで、話題はじつに多岐にわたります。小一時間ほどお酒と会話を楽しんだら、「じゃあ、また明日」とそれぞれ家路に着きます。もちろん毎日アペリティーボに行くわけではありませんが、仕事もプライベートも一生懸命に楽しむ北イタリア人気質を感じることができきます。文化的には、ヴェローナやトレヴィーゾなど他の北イタリア地方都市とあまり変わりません。

留学生活紹介（生活編）

1. 日常生活

　食事に関しては、基本的に自炊しています。イタリア入国直後は、徒歩だったので買い物も一苦労でした。その後、イタリア人の友人から自転車を貸してもらい、かなり行動範囲が広がりました。イタリアは消費税が 22% とかなり高いのですが、生活用品は軽減されているらしく、食料品は予想以上に

安価で購入することができます。ワインがかなり安く売られているのもお国柄でしょうか。私の住んでいる街が小さいため、日本の食材はほとんど入手することができません。当初は、ほとんどスパゲッティを食べていましたが、さすがに飽きてしまうため、日本から学会参加に来る友人や観光に来る家族に米や調味料などを持ってきてもらうよう頼んでいます。炊飯器は電圧が異なるため、日本で使用していたものではうまく炊けないようです。こちらの電圧に対応したものか変圧器を使用する必要があります。しばらくは鍋で米を炊いていましたが、電子レンジで米を炊くことができる容器を手に入れてからはとても楽になりました。これはお勧めです。

　週末は特に用事もないので、病院へデータ整理に行ったり、自宅近くを散歩したりして過ごしています。たまに、同僚や地元の方に食事に誘ってもらうこともあります。ほとんど外食することはないですが、地元の食文化について少しだけ紹介させていただきます。特徴的な郷土料理として、仔牛のレバーを使った料理「Fegato alla Veneziana（仔牛のレバー　ヴェネチア風）」や、牛の胃袋（ハチノス）を使った料理「Trippa（トリッパ）」などが有名です。両者とも独特の味わいで、地元でも嫌っているイタリア人もいるくらいですが、特に Trippa は日本でいうところのモツ煮込みに似ていて、個人的には気に入っている料理です。また、「Baccalà（バッカラ）」と呼ばれる干しダラを使った料理も有名で、こちらはパンにつけて食べるとたいへん美味しく、アペリティーボ時のおつまみ（チケッティ：Cichetti）でよく見かけるものです。それから、イタリアのデザートとして非常に有名な「Tiramisà（ティラミス）」も、北イタリア（トレヴィーゾ）の小さなレストラン Alle Beccherie（アッレ・ベッケリエ）の若い料理人ロベルト・リングノットと、お店の女主人アーダ・カンペオルが 1960 年代頃に考案されたドルチェと言われています。

2. 通信環境

　先にも述べましたが、入国直後に携帯電話を契約しました。日本から SIM

フリー型のスマートフォンを持って行き、地元の携帯ショップで SIM カードだけ契約しました。私の場合、所属施設のネット接続環境が不安定であったため、自宅に電話線を引き、常時接続型のサービスを申し込みました。都市部ではないため、いまだ ADSL 接続ですが、文献検索や航空券の予約などは十分に行うことができます。

3. 銀行口座、クレジットカード

　入国前は、銀行口座を開設する予定でした。身分証明書と納税者番号（Codice Fiscale：コーディチェ・フィスカーレ）があれば開設するできるようです。家賃や携帯電話の支払いに銀行口座が必要になることもあるようですが、私の場合は家賃が手渡しだったことと、携帯電話料金はクレジットカードが使用可能だったため、最終的に口座開設はしていません。また、日本の銀行と異なり、口座維持手数料が必要になる点は注意が必要です。クレジットカードに関しては、小さな街でもかなり浸透しており、ほとんどのスーパーやタバッキィでも使用することが可能です。ただ、対応しているのは、ビザカードやマスターカードだけのことが多く、アメリカンエクスプレスカードやダイナースカードは使えないことが多いです。現金に関しては、日本からある程度の金額を持ち込みました。現地でユーロを手に入れる方法はいくつかありますが、国際キャッシュカードというものが便利です。私は新生銀行を利用していますが、日本で使用していたキャッシュカードを用いてユーロで貯金を下ろすことができます。私の住んでいる小さな街の ATM でも 24 時間使用することができるのでたいへん重宝しています。また、私は利用していませんが他にも対応しているクレジットカードでは、キャッシングという形で現金を手に入れることもできるようです。内容が変更になることもありますので、最新情報はご自身でお調べください。

4. イタリア語の勉強・レッスン

　大きな街では語学学校があり、仕事帰りに通っている留学生の方もいます。

また、ほとんどの自治体で、外国人向けのイタリア語教室が開催されており、安価で利用することもできます。ただ、開催されるのが平日の昼間であることが多く、なかなか利用できていません。このような理由で、入国後しばらくは日本から持ってきた文法書や会話教本などを使って自己学習をしていました。幸いなことに病院へ行けば看護師さんたちとイタリア語で会話する環境なので、勉強したことをすぐに実践で試すことができました。入国後半年を過ぎたあたりでヴェネチア大学の日本語学科に通うイタリア人学生を紹介してもらうことができました。週に1、2回程度ですが、お互いに日本語、イタリア語を教え合う、いわゆるランゲージエクスチェンジを行っています。お互いの語学知識に差があると授業の進め方が難しいですが、費用がかからないのがいちばんのメリットです。また、雑談のなかで語学だけでなくお互いの国の歴史や文化などの情報も交換することができ、イタリアという国の理解が深まりました。

留学終了後はどうするのか？

1. 留学する前から「出口戦略」を考えることが重要！

　一般に、留学後のプランとしては、大きく2通りあると思います。1つは、留学先の国で通用する医師免許を取得し、給与がもらえるポジションを得たうえで、しばらくその国に留まって働くという方法。もう1つは、留学期間が終了したら日本へ帰国し、国内の医療機関で働くという方法です。これは、基礎的研究でも臨床的研究でもほぼ同じだと思います。実際には、人生のキャリアのなかでどの段階で留学をするかにもよりますが、後者のパターンのほうが比較的多いケースだと思います。　その場合、数年後にどのようなかたちで帰国し、働いていくのか、あらかじめ考えておくほうがよいでしょう。さらに言えば、留学後のことを真剣に考えることで、留学する目的を見つめ直し、より実りのある日々を過ごすことができると思います。また、留

学の時期や期間は、経済事情や家族事情なども考慮する必要がありますし、自分のキャリアも考える必要があります。つまり、将来の展望をしっかりと考えることで、適切な留学時期や留学先が見えてくるかもしれません。

　私の場合、留学が決まった当初は終了後日本へ戻り、国内の医療機関で働くのだろうと漠然と考えていました。ところが、お世話になった先輩に報告へ伺ったところ、「留学期間中に考えが少し変わるかもしれないが、帰国後に自分は何をしたいのか、どうなりたいのかを、必ず留学前に、そしてできるだけ詳しく考えておくように」と言われました。そのため、自分なりにですがかなり具体的なイメージまで考え、今回の留学の意義をあらたに見つめなおすことができました。

2. 私自身の留学後の具体的なイメージ

　この原稿を執筆しているのは、ちょうど留学から 10 カ月が経過した時点です。残り約 1 年間の留学期間がありますので、今後の経過によっても留学後のプランは変わってくる部分もあると思いますが、これまで留学先で経験してきたことを踏まえて、現時点で思い描いている留学後のプランを書いてみたいと思います。

　この 10 カ月間は、仕事・生活の両面で本当にさまざまなことを経験できており、その多くがこれまでの自分の考えや物の見方を変えてくれるものでした。現在は、臨床手技の見学や手伝いが半分、臨床研究や学会発表の手伝いが半分、という毎日を過ごしています。そのなかで一つ感じたことは、臨床の大切さでした。実際に経験した症例や日々の臨床業務のなかで生じた疑問が、臨床研究につながっていくということを改めて実感できました。したがって、帰国後は、何らかのかたちで、「常に臨床に従事」しながら、そのなかで感じた問題を大切にして、臨床研究を行っていきたいと考えています。

　一方で、当施設では若いフェローに対して、臨床手技や学会発表の指導をする機会が多くあり、改めて教育・指導の大切さも感じました。もちろん自分自身もまだまだ発展途中であり、学ぶべきことはたくさんありますが、自

分がこれまでに経験したことや身に付けてきたことを他人に伝えていくことは重要なことであると思います。一生のうちに 1 人の人間にできることは限られていますが、その 1 人の人間が経験したことや身に付けた技術を次世代に伝えていくことができれば、可能性は無限に広がります。やや大げさな表現になるかもしれませんが、「後進を育成」することを、自分のライフワークの 1 つにしていきたいと考えています。

　それから、EU 諸国の医療事情を日本と比較した場合、異なる点はたくさんありますが、やはり多くの治療器具（デバイス）が使用できる環境であるということが挙げられると思います。最近普及が進んでいる SHD に対するカテーテル治療だけでなく、PCI や EVT の領域においても、使用できるデバイスの多さを実感します。また、それほど頻繁ではありませんが、新たなアイデアをもとに開発中のデバイスを紹介しにくるベンチャー企業の方々と会って話をする機会もありました。現代の医療では、多くのデバイスを用いて行うようになっており、技術を磨いていく努力と同時に、道具を使用する医師がより積極的に開発に携わっていくべきであると感じます。最終完成品まで携わることができなくとも、自分の臨床経験をもとに、他分野の専門家と協力して「デバイスの開発」に関わっていきたいと考えています。

　また、デバイス以外にも日本との違いを感じるのは、こちらでは医師の分業制がかなり進んでいるという点です。救急対応、病棟管理、超音波検査、カテーテル治療、臨床研究など、かなり明確に分業されています。もちろん、どちらの制度が優れているかの判断は容易ではありませんが、良い点は参考にすべきだと思います。また、自分自身のイタリア国内での医療保険を申請する際にわかったことですが、基本的には、医療費はほぼ無料となっており、ほとんどお金は掛からないようです。また、かかりつけ医が制度化されていて、救急受診以外には大病院に直接かかることはできなくなっています。このような体験や情報を元に、日本の医療環境に対して、何らかの提言をしていければと思っています。

　最後に、「国際交流」を継続していきたいと考えています。イタリアに留

学している私自身が多くのことを学んでいるように、イタリア人にとっても日本へ留学することはメリットが大きいと思います。日本のカテーテル治療に興味をもっている若い医師も数多くいます。VISA や医師免許の問題はありますが、将来的には、イタリアをはじめ EU 諸国から若い医師が日本の施設へ留学するような環境を作ることができればと思っています。また、医師だけでなく地元のイタリア人の方々に助けられながら日々生活をしています。彼らと交流していると、日本という国、および日本人に対して、さまざまなイメージがあることがわかります。なかには全く見当違いなイメージをもっている人もいますが、彼らのフィルターを通して日本という国を再認識できたことは、貴重な体験だったと思います。今後はさまざまな面でイタリアと日本の橋渡し役になれたらと思っています。以上をまとめると、私自身の帰国後の目標は、以下のようになります。

「常に臨床に従事しつつ、臨床研究を行う」
「後進の育成」
「治療器具（デバイス）の開発」
「日本の医療環境への提言」
「継続的な国際交流」

　じつは、私の場合、留学前に考えていた内容と、あまり大きな違いはありませんでした。留学前に終了後の目標を明確にイメージしていたため、それに沿った留学生活を送れているのかもしれません。助言してくれた先輩に感謝しています。

おわりに

　本稿を最後までお読みいただき、ありがとうございました。今回、執筆させていただいて改めて感じたことは、人間は決して一人では生きていない、ということです。苦楽を伴にしてくれる家族・親戚をはじめ、周囲の人たちの応援により自分の人生が成り立っていると思います。この場を借りて、支

えてくれている皆さまに感謝を申し上げたいと思います。

　簡単なことではないですが、つねに自分の将来像を考えるように努力しています。短期的には5年先をイメージするようにします。漠然と考えてしまうと不確定要素が多いような気がして、5年も先のことはイメージしづらいかもしれません。ただ、落ち着いて考えてみると、自分が選べる選択肢はそんなに多くないことに気がついて、順序立てて考えていくと、うっすらでも先が見えてくるものです。あるいは、逆に過去5年を振り返り、どのように過ごしてきたかを見直してみることも、5年後を考える上で有用だと思います。より具体的な目標をもつことで、より有意義に日々を過ごせるような気がしています。

　ただ一方で、たまには長期的な将来像を考える必要もあると思います。長期的な将来像、それは人生そのものということになりますが、自分の「生き様」を考えることにつながります。当然のことですが、人生には限りがあり、その限られた時間のなかで、自分らしく生きていく必要があります。「どのように生きていくのか」ではなく、より主体的に「どのように生きていきたいのか」を考えていきたいと思っています。

謝辞

　本章の執筆にあたって、多くの先生方からの経験談や情報を参考にさせていただきました。この場を借りて御礼申し上げます。ご協力ありがとうございました。

第5章

オランダ

Academic Medical Center, University of Amsterdam(AMC)
ThoraxCenter, Erasmus Medical Center(EMC)/Cardialysis

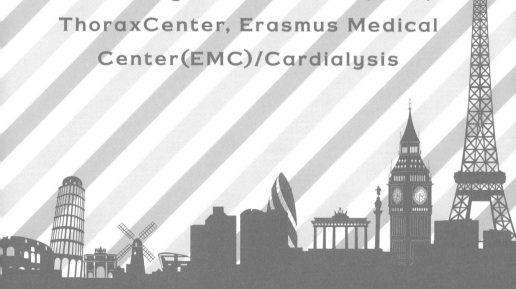

オランダ

Academic Medical Center, University of Amsterdam(AMC)
ThoraxCenter, Erasmus Medical Center(EMC)/Cardialysis

外海洋平

Academic Medical Center, University of Amsterdam(AMC)
ThoraxCenter, Erasmus Medical Center(EMC)/Cardialysis

2008年	大阪大学医学部卒業
2008-2010年	大阪警察病院臨床研修
2010-2015年	桜橋渡辺病院循環器内科
2015年～	Academic Medical Center, University of Amsterdam（AMC）/ ThoraxCenter, Erasmus Medical Center（EMC）/ Cardialysis に留学

自己紹介

　はじめまして。外海洋平と申します。僕は大阪大学を2008年に卒業後、大阪警察病院、桜橋渡辺病院での研修を経て、2015年2月からオランダのAcademic Medical Center, University of Amsterdam（AMC）/ThoraxCenter, Erasmus Medical Center（EMC）/Cardialysis に留学しています。オフィシャルにはAMCのPhD student course に在籍していますが、おもにProf. Patrick W Serruys のもと、現在はCardialysis という臨床研究機関で仕事をしています。

　オランダに来てはや14カ月。やる気満々、興味津々でやってきたものの、やはりそこは慣れない異国の地。正直、しんどいことやたいへんなこともたくさんありました。でも、なんのかんのとぼやきつつ、忙しくもやりがいのある、そして楽しい毎日を送っています。このレポートが、オランダでの留

学を志している方に具体的なかたちでお役に立てればと思いますし、「オランダなんて全然関心がなかったよ」という方にも、オランダという国を少しでも身近に感じてもらえるきっかけになれば嬉しい限りです。

真っ平らな国・オランダ

　オランダといえば、誰もが思い浮かべるのが風車のある風景とチューリップ畑ですよね。都心をほんの少し離れれば、そこかしこで「風車とのんびり草を食む牛や羊」を見ることができます。来てみるとすぐに実感できますが、列車に乗っていても、見える景色はどこまでも真っ平ら。「Netherlands：低地王国」の名の通り、なんと国土の約25％が海面下。山や起伏のない平坦な土地が延々と広がっていて、山があって当たり前の景色を見慣れた日本人には、ある意味不思議な光景です。また国中に運河が張り巡らされていて、公共交通機関として船が利用されることも珍しくありません

　日本と同じく四季はありますが緯度が高いため、夏と冬の日照時間の差が非常に大きいです。オランダの夏は湿度も低く、爽やかで快適。一方、冬は日本より北に位置しているにもかかわらず、メキシコ湾流や偏西風のおかげで気温は比較的マイルド。ただし風がとても強く、曇りや雨の日が続きます。オランダに来て間もない頃、冬の晴れた日に、まだまだ寒いにもかかわらず、現地の人たちがカフェなどのテラス席を選んでくつろいでいるのを不思議に思って見ていましたが、今から思えば貴重な冬の太陽の恵みを味わっていたんですね。

　春、太陽がポカポカと人々を気前よく温めてくれるようになると、あのオラ

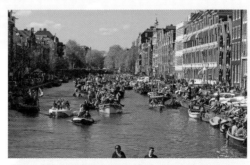

写真1　国王の誕生日・キングズ・デイには街がオレンジ色に染まる。アムステルダムの運河を行き交う船

ンダを象徴する花、チューリップが国中で咲き乱れます。オランダでは花産業が盛んで、「世界の花屋」と言われるほど数多くの花々が集まってくる国として知られていますが、やはり何はなくともチューリップ。ベストシーズンにはキューケンホフ公園をはじめ、国中がチューリップで彩られ、その美しい風景を見ようと世界中から観光客がやって来ます。花の国として知られるオランダですが、じつは主たる産業は酪農です。チーズや乳製品はびっくりするほど種類が豊富。安くておいしい物が手に入ります。

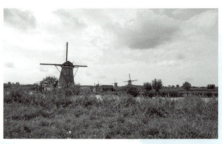

写真2　ユネスコの世界遺産に登録されているキンデルダイクの風車群。これだけまとまった数の風車が見られるのはオランダでもここだけ

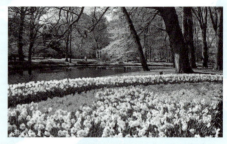

写真3　春、世界最大級の花のテーマパーク・キューケンホフ公園には、世界中から観光客が訪れる

　公用語はオランダ語ですが、国民の多くが英語を流暢に話すことができます。市役所はもちろん、スーパーやレストランなど、ほとんどの場所で英語が通じるので、生活する上で困ることはほとんどありません。2015年のEF English Proficiency Index よる英語能力ランキングでは、日本は第30位であるのに対し、オランダは第2位と国民の英語能力が高い国であるという結果が出ています。

「足りない」が原動力

　桜橋渡辺病院で循環器内科の専門研修を始めた頃、身近にいた先輩からのアドバイスのおかげで、早くから臨床研究に興味をもち、見よう見まねでス

タディに取り組んでいました。日本国内や海外の学会に参加したり、上司の先生のご指導のもと、いくつかの論文を書かせていただくなか、僕が強く感じたのは、世界の医療と日本の医療との文化や視点の違いでした。

　日本の医療保険制度は非常に優れており、それが極めて特殊な日本の医療環境をもたらしています。この特殊な環境は世界的に見るとたいへん素晴らしいものだと思いますが、残念ながら多くのエビデンスが欧米から発信されているというのもまた事実です。そんななか、グローバルな視野をもちたい、自分も世界と対等に仕事がしたい、と次のステップを真剣に考えるようになりました。そのために自分に圧倒的に足りないものは何か？　と考えてみると、臨床研究能力、語学力、ネットワーク等々、挙げればきりがありません。それらを学ぶことができるのが留学という選択肢だったのです。

チャンスを生かし、勢いで飛び込む

　僕の留学の目的は、①異文化に触れる、②グローバルな視野を得る、③英語を学ぶ、④PhDを取得する、⑤世界とのネットワークを構築する、⑥臨床研究を基礎からきっちり学ぶ、⑦日本ではかかわることのできないようなMega studyにかかわる、ということでした。そのなかでも最も大事な目的は、PhDを取得することです。もともと英語以外の言語を積極的に勉強する時間は惜しいと思っていたので、ヨーロッパとなるとイギリス以外ではオランダが次の候補に挙がりました。

　通常は、日本で学位を取得してから留学される方が多いと思いますが、もともと臨床研究に興味があったので、できれば勉強をしながら2年間で学位が取得できるチャンスはないものかと模索していたのです。異文化に触れるとか視野を広げるといったことなら、そうそう留学先にこだわらなくてもできるかもしれませんが、Mega studyにかかわれる施設、PhDを取得できる施設となるとそう多くはありません。

　留学先を探していたなか、当時EMCに留学されていた身近な先輩からの

お誘いをいただき、僕の留学の話はトントン拍子に決まっていきました。偶然にも、上記の目的にぴったりな施設に先輩が先に留学されていて、自分も誘っていただけたのは本当に幸運なことでした。しかし、「コネがあったから」では全く参考になりませんよね。

ですから、僕の施設にいる他の留学生の状況を少し紹介しておきますと、大抵は上司の紹介で来ているか、個人的に直接プロフェッサーにアプライして来たかのどちらかです。基本的には来るもの拒まずの姿勢です。当時、敷居が高いものと思っていた留学が、あまりに簡単に決まってしまったことに戸惑いもありましたが、来てみると「ただそこに飛び込む勢いだけが必要だった」というのがよくわかりました。ただし当然ながらというか、残念ながらというか、お給料はありません。

具体的にやらなければならないこと

1. オランダ留学に必要な書類と手続き

僕の留学が決まったのは 2014 年 6 月です。2014 年 11 月にオランダのロッテルダムへ面談に来て、いろいろな手続きはここからスタートしました（留学開始の 2 カ月前です）。AMC の PhD student course に登録するために必要だった書類は、下記の①〜④です。まずは、これらすべて英語に翻訳されたものを準備する必要がありました。

①医師免許

英訳された医師免許については下記の「電子政府の総合窓口 e-Gov」[※1]が参考になります。ここで免許証英訳文証明申請書をダウンロードして郵送すれば簡単に取得できます。

※1 電子政府の総合窓口e-Gov：http://shinsei.e-gov.go.jp/search/servlet/Procedure?CLASSNAME=GTAMSTDETAIL&id=4950000020178&fromGTAMSTLIST=true&SYORIMODE

②卒業証明書
③成績証明書

　大学医学部の卒業証明書、成績証明書は、大学の事務ですぐに発行してもらえました。各大学のシステムによると思いますので確認してください。

④資産証明書

　これについては特に決まった形式というものはなく、奨学金をもらえることが決まっていれば、それが使えるでしょう。銀行の残高証明書などでもよいかと思います。在籍している病院から留学中に給料が出るのであれば、その証明書などでも問題ないと思います。また、後述しますが家族の滞在許可を移民局（IND：Immigration and Naturalisation Service）で取得するためには、規定の金額以上の資産証明が必要となります。

2. オランダ滞在に必要な書類と手続き

①滞在許可証の取得

　オランダ滞在許可証の申請に必要なものは、オランダ大使館のホームページに詳しく書いてありました[※2]。こちらのウェブサイトを参考にして僕が日本で準備したのは「アポスティーユ認証」付きの戸籍謄本です。「アポスティーユ認証」とは、日本で作成された公文書に、日本国外務省が付ける英文確認証明です。東京と大阪で申請することができ、用意した戸籍謄本を持って外務省に行くと、平日であれば1日で出来上がりました。アポスティーユ認証についての説明や、申請方法、申請書のダウンロードなどは、外務省のホームページに詳しく書かれていますので、そちらを参照してください[※3]。

　あとはこれを英訳するのですが、オランダ大使館のホームページによると、オランダの法廷に登録されている翻訳者による翻訳が必要となっています。出発前にオランダ大使館のホームページで紹介されている翻訳者の方に依頼

※2　オランダ大使館：http://japan-jp.nlembassy.org
※3　外務省：http://www.mofa.go.jp/mofaj/toko/todoke/shomei/

して日本で準備する、もしくはオランダ到着後にデン・ハーグの日本大使館で依頼する、このどちらかになります。僕は到着後にこちらの日本大使館で申請しましたが、日本語を流暢に話すオランダ人が親切に対応してくださり、数日で出来上がりました。費用も1通あたり9ユーロでしたので、日本で翻訳を依頼するよりは安いかもしれません。受け取った後、デン・ハーグ駅前にあるオランダ外務省に行き、書類に公認印をもらいます。

　オランダでの滞在許可については、所属する教育機関（僕の場合 AMC）を通して行うことになります。この申請手続きについては、所属機関によって、かかる時間やサポートの程度が大きく違います。AMC の場合は移民局（IND：Immigration and Naturalisation Service）の予約まで手配してくれますが、最終的に滞在許可証を得るまでには約3カ月を要しました。これが EMC となると、もっとスムーズかつ親切なようで、銀行の口座開設まで一気にサポートしてもらえて、1週間ほどですべて片づくそうです。また家族まで含めて手配してくれる施設と、そうでない施設があるようです。

　僕の場合、家族の分はすべて自分で直接 IND に行き申請の手続きをしました。この申請には当人のパスポート、婚姻証明、出生証明（これらは前述した通り、戸籍謄本をデン・ハーグの日本大使館で英訳した際に同時に申請

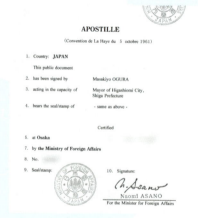
写真4　アポスティーユ

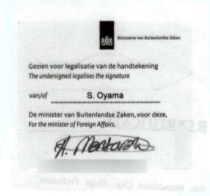
写真5　外務省公認印

できます）が必要です。さらに、僕自身が家族を金銭的にサポートできるかを証明しなければなりません。具体的には日本から取り寄せた英語の銀行残高証明書とアパートの契約書を提示しました。これらを提出したうえで審査があり、無事通過できれば通知が来ます。この際、必要な資産金額はINDの担当者が1日当たりの金額×予定滞在日数で計算していたようですが、詳細は不明です。

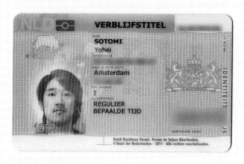

写真6　滞在許可証

②住民登録と住民登録番号（BSN:Burger Service Nummer）の取得

　住民登録は、居住地の市役所で行います。必要書類等、手続きの方法については、各市役所のホームページで確認できます[※4]。

　ここでひとつ僕が面倒だなと思ったのは、日本と違ってオランダでは基本的には何かと前もって予約を取る必要があることです。市役所も自分で電話をして予約しなければなりません。①パスポート、②翻訳済みアポスティーユ付き戸籍謄本、③アパートの契約書を用意し登録手続きをすると、ほぼ1カ月以内に住民登録番号（BSN）が送られてきます。この住民登録番号（BSN）は、納税の他、健康保険や携帯電話の契約、銀行口座の開設、医療サービスを受ける際など、オランダ生活のあらゆる場面で必要となります。

　また、配偶者や子どもがいる場合、上記書類の他に④結婚証明書（Marriage Certificate）、⑤子どもの出生証明書がそれぞれ必要になります。これらの英文証明書は、アポスティーユ認証付きの戸籍謄本があれば、デン・ハーグ

※4　ロッテルダムの場合：http://www.rotterdam.nl/registrationinmunicipalpopulationregister

の日本大使館で作成してもらえます。戸籍謄本の翻訳を依頼する際に、まとめてお願いしておくと、その後の手続きがスムーズに進むでしょう。

③在留届の提出

　外国に3カ月以上滞在する日本人は、旅券法により、最寄りの大使館もしくは総領事館への在留届提出が義務づけられています。窓口での手続き以外に、インターネットや郵送でも可能です。こちらもオランダの日本大使館に書類があり[※5]、すぐに申請できるので、他の手続きと一緒に行いました。

快適な暮らしのために必要なこと

1. 住居探し、引越しについて

　僕の場合、引っ越しは簡単なものでした。出発の数日前に住んでいた部屋を引き払い、荷物は実家にすべて預けました。オランダでは家具付きのアパートを借りる予定だったので、仕事に必要なノートパソコンと最低限の衣類、薬類、そしてありったけの日本食を2つのスーツケースに詰め込んできたくらいのものです。基本的には日本食も大抵のものは手に入るので心配はいりませんが、僕としては（あくまでも個人的に）日本のマヨネーズの味が恋しかったです。あと、お漬け物にお目にかかれないのも寂しいことです。

　住居については、インターネットである程度調べてから来ました。"Rotterdam, Apartment"で検索すると簡単に調べられます。ある程度目星をつけていたので、職場近くのホテルを2週間ほど予約し、そのあいだに不動産屋と物件を見て回って決めました。ここで重要なのは、大学からのHospitality agreementがアパートの契約の際に（通常は）必要になるため、前もって準備しておかなくてはならないことです。この発行手続きにかかる時間は、所属機関によって大きく変わるようですので、確認してください。

※5　オランダの日本大使館：http://www.nl.emb-japan.go.jp/j/consulate/zairyu.html

2. 健康保険

　健康保険の種類は、① Dutch Public Healthcare Insurance、② EU Health Insurance Card、③ Private Healthcare Insurance の3つに分かれていますが、無給で来る日本からの留学生であれば、Private Healthcare Insurance になります。僕の場合は同僚のフェローの紹介で AON student insurance というところにインターネットで加入しました。1日あたり 1.31 ユーロと、とても手ごろな値段ですが、医療費、歯科治療費などがカバーされています。幸いにして今のところ、この保険のお世話になったことはありませんが、契約書を見ると、医療費としてかかった費用はフルカバーされるようなので安心しています。家族も同様に加入することができますが、PhD student として加入している僕と比較すると、若干金額が上がります[※6]。

3. ホームドクター

　オランダではホームドクター（huisarts）制度が採用されており、ホームドクターと専門医が分かれています。専門医で保険診療を受けるためには、原則としてホームドクターの紹介状が必要であり、オランダに住んでいるあいだは、ホームドクターが医療に関するすべてのコンタクト先となります。インターネットで検索したり、勤務先の同僚や近所の人、家主などに尋ねて紹介してもらったりするのがお勧めです。僕の場合はウェブサイトから地域ごとのホームドクターを検索、自宅から近いドクターを探しました[※7]。

　また、程度にもよりますが、たとえ緊急時であっても契約したホームドクターにまず連絡するのが基本ルールのようです。ただ、ホームドクターの対応次第では、余計な時間を費やし、病状が悪化するリスクもあります。そのような緊急時や、ホームドクターの診療時間外は、救急外来（EHBO：

※6　AON student insurance：https://www.aonstudentinsurance.com/students/en/
※7　https://www.zorgkaartnederland.nl/huisarts

Eersterhulp Bij Ongelukken）を利用します。医療費が有料の場合は、後日患者の自宅に請求書が届けられます。オランダの非常用救急番号は「112」。警察、消防、救急車を呼ぶ際は、すべてこの番号となっています。

4. 銀行口座の開設

　オランダの銀行は、ABN AMRO、ING、Rabobank などがあります[8〜10]。これらうちのどれかを利用している人が多いようです。銀行口座の開設ですが、こちらも市役所と同様に、事前に電話かメールで予約を取って手続きします。僕の場合は、ABN AMRO で銀行口座を開設しました。①パスポート、②住民登録番号（BSN）、③大学からの Invitation letter を持参し、銀行で必要な書類に記入をすれば手続きは完了です。

　銀行口座が開設されると、銀行からカードと PIN コード（Personal Identification Number：暗証番号）が郵送されてきます。このカードはキャッシュカードとして現金を引き出す他にデビットカードとして使用できます。配偶者がいる場合、ふたり分の身分証明書等が必要になりますが、夫婦で1つの口座を共有するジョイントアカウントを作ることもできます。この場合、それぞれにカードが発行されます。このカードを、こちらでは PIN カードと呼んでいますが、オランダではこのカードによる支払いが主流です。ほとんどのスーパーマーケットやレストラン、バー、ショップなどに端末機が備えられており、現金を使わずに支払うことができます。ABN AMRO のホームページでは、口座開設の手順からカードが手元に届くまでの一連の流れを動画で見ることができますので、参考にしてください[11]。

　また、留学初期、住民登録の申請中で、住民登録番号（BSN）をまだ持っていない場合でも、ABN AMRO では口座開設が可能ですが、指定された

※8　ABN AMRO: https://www.abnamro.nl/en/personal/index.html
※9　ING: https://www.ing.nl/zakelijk/index.html
※10　Rabobank: https://www.rabobank.nl/particulieren/
※11　https://www.abnamro.nl/en/personal/payments/open-an-account/index.html

期限までにBSNを銀行に知らせることが条件となっています。

5. 携帯電話

　携帯電話はこちらの生活でも必需品です。SIMフリーの携帯電話を日本から持って来て、オランダでSIMを手に入れれば、すぐに携帯が使えます。主な携帯電話会社は、KPN mobile、T-mobile、Vordafoneなどがあります[12〜14]。またLebara mobileのプリペイドSIMもそこかしこで売られていて、SIMフリーの携帯端末があれば、SIMを買った直後から携帯が普通に使えるようになります[15]。ただ長期滞在するのであれば、1年契約、2年契約などの長期契約での割引があります。

　また機種を同時購入した場合には機種代金が割引されたりと、日本同様いろいろ賢い選択ができると思います。代金は日本と比較して安く、僕はSIMのみの契約をT-mobileでしていますが、2年契約割引のおかげもあり1カ月あたり22ユーロ程度です[16]。

留学生活、日々の暮らし仕事について

　僕がおもに仕事をしているのはCardialysisという臨床研究機関です。病院には行きませんし、患者さんと接することもまずありません。Cardialysisは1983年にEMCのThorax Centerを発端として設立されました。おもな業務内容はClinical trial managementとCore laboratoryです。Clinical trial managementについては、Protocol development、

※12　KPN mobile: https://www.kpn.com/
※13　T-mobile: https://www.t-mobile.nl/
※14　Vordafone: https://www.vodafone.nl/
※15　Lebara mobile: https://www.lebara.nl/
※16　料金比較サイト:https://www.bellen.com/

Clinical research form（CRF）の作成に始まり、Data management、Data safety monitoring、Clinical event adjudication、そして Statistical analysis までを行います。Core laboratory としては、OCT、IVUS、MSCT、Angiography 等のデータが世界中から集まり解析されています。

　僕たちリサーチフェローは、この機関の Academic research team という立場で仕事をしています。Study protocol の作成にかかわり、コアラボの解析方法の提案、修正や、その Quality Control も仕事の一つです。こういった仕事を通して、Clinical trial management を学ぶことができるのです。また、世界中から集まる大規模データがすべて in-house の状態で保管されているのがこの施設の強みで、リサーチフェローはこれらのデータにアクセスし、それぞれのテーマで新たな切り口から解析を行い、Output を出していきます。施設にはコンピュータープログラマーや統計の専門家がいて、気軽に相談に乗ってもらえることも大きなメリットです。

　Cardialysis の方々の業務時間は原則9時から17時。リサーチフェローは特に決まっていませんが、概ね9時頃には来ているでしょうか。帰る時間は人によってまちまちで、17時頃に帰る人もいれば毎日22時までいる人もいます。皆それぞれ家庭があって家族のケアも大切ですので、特に子どもがいると、もっと早く帰っている場合もあるでしょう。幸か不幸か、当施設はセキュリティーの関係で、22時以降の残業には若干の手続きが必要になるため、基本的には22時には仕事を切り上げて帰ります。

　仕事の中身は、それぞれのフェローによって異なりますが、週2回、火曜日と木曜日の午前中にミーティングがあり、全員が参加します。ここで各々のプロジェクトの進行状況や方針などが、プロフェッサーとともにディスカッションされます。それ以外は各自のプロジェクトに関するミーティングに出たり、データの解析や論文の執筆、スライド準備などを行っています。

　週末の働き方も、これまた人それぞれですが、プロフェッサーは基本的に週末もオフィスにいます。平日はミーティングがぎっしりで、なかなかゆっくり自分のプロジェクトについて話す時間持てないため、週末にここぞとば

かりに捕まえます。いちばん仕事が進むのはこの時間かもしれません。

プライベートで目指すヨーロッパ制覇

　僕の場合、留学は2年間。この限られた時間を有効に生かすべく基本的には仕事に専念する日々ですが、同僚のフェローと一杯飲みに行ったり、食事に行ったりと、仲間とのコミュニケーションにも積極的に努めているつもりです。また、オランダに住んでいる強みを生かして、ヨーロッパ各地へ旅行するようになりました。何しろ、パリへは鉄道で3時間、隣国ベルギーなら鉄道で1時間半という近さなので、気軽に出かけることができます。飛行機もLCCを利用すれば、とても安上がり。Skyscanner[※17]やmomondo[※18]といったウェブサイトから各航空会社のフライトを一気に検索することができます。また日本でも展開しているExpediaやHotels.comの旅行サイトも参考になります。

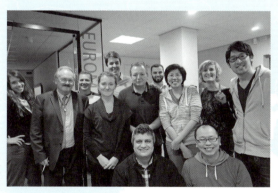

写真7　Academic research team of Prof. Patrick W Serruys and Editorial Board of EuroIntervention（左から2人目がProf. Serruys、右端が筆者）

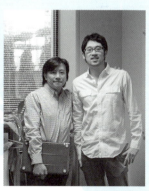

写真8　上司である小沼芳信先生と (Chief supervising cardiologist of Cardialysis)

※17　Skyscanner: http://www.skyscanner.nl/
※18　momondo: http://www.momondo.nl/

この「ヨーロッパ制覇」のチャンス。僕としてはできるだけ有効に使いたいと思っていますが、仕事も何かと忙しく、妻の買ってきた大量の旅行ガイドブックを前に、プレッシャーを感じる日々です。

大事な大事なお金のお話

前述した通り、リサーチフェローは無給の徒。ヨーロッパに留学する際、給料が出るところを探すとなると、一気にハードルが上がります。実際にこちらに来てしまえば、留学生の受け入れについて意外なくらいに垣根が低いことがわかりますが、それはあくまでも「無給」が前提になります。

となると、選択肢を沢山もつために、ある程度の資金を準備しなければなりません。例えば妻と2人暮らしである僕の場合、2年間で約1,000万円程度必要になると見積もっています。えっ！ そんなに⁉ と思われましたか？ もちろん収入が無いわけですから贅沢はできません。アパートの家賃、食費、光熱費、通信費、交通費、日本にいてもかかる最低限の費用としても、1カ月2,000〜2,500ユーロは考えておかなくてはなりません。そして、日本から1年遅れでやってくる痛〜い住民税。それプラス、せっかくのオランダ生活。なんとかやりくりしつつ旅行や外食なんかも楽しみたい！ と思うなら、1,000万円くらいは……ということです。プライベートに彩りがあることは、仕事にも良い影響を与えられているような気がしますから、資金は多いに越したことはありません。

そして、子どもがいる場合は、保育所や学校などの費用で、さらに金額が上がります。また僕が住んでいるロッテルダムは比較的都会なので、車の必要性を感じませんが、車が必要となれば、さらに上乗せとなります。

留学後のプラン

さて、希望通り留学もかなった。がんばってスキルアップもできた……と

しましょう。で、日本に戻った時に、どういう病院でどういうポジションにつけるのか？ これについては今のところ、具体的な構想をもてていないのが現状です。34歳で帰国する予定ですが、年齢的なDisadvantageも大きいと思いますし、僕自身もまだまだ経験を積む必要があります。戻ってからの数年は、臨床において、まず自分の技術、知識をさらに磨かなければなりません。ただ、同時に、種を撒き始めていきたいと思っています。

　現在の留学施設では、多くの大規模なトライアルデータに触れていますが、同時にEnroInterventionのEditorial board meetingにも参加しています。そこで感じることは、Single centerであっても、きちんとScientificにデザインされマネージメントされたスタディであれば、ちゃんと評価されるということです。問題はトライアルの規模ではありません。

　帰国したらやりたいスタディはたくさんあります。トライアルの規模は大小さまざまになると思いますが、同時並行して何本も走らせていきたいと考えています。それは虚血、不整脈、心不全と分野を限りません。現在の施設では虚血をベースに勉強していますが、この知識や経験は、一般化できるものであり、他の分野にも十分適用可能なものです。ただし、それぞれの分野に精通した知識が必要不可欠なので、僕1人ですべての分野をカバーするのは到底無理でしょう。

　また、興味深いScientific questionをもつためには、その分野に精通し、より多くの経験を積んでいかなければなりません。このことからわかるように、このプランにおいて大事なことは「チームで仕事をする」ことです。医師としてのキャリアのなかで、僕はまだ自分のチームをもつ段階にはありません。ですから、今の僕にできることは、先ずチームの一員として、側面から支え、貢献することです。もちろん、将来いつか自分の理想とするチームをもつことができればと願っていますし、そのチームが施設の壁を超え、国境を超えていけたら、おもしろく素晴らしいものになるんじゃないかと、静かにも熱い希望を抱いています。

COLUMN
Leiden University Medical Center

成瀬代士久
ライデン大学病院循環器内科不整脈部門

2003年	浜松医科大学第三内科研修医
2004-2009年	聖隷三方原病院循環器科
2009-2011年	筑波大学附属病院循環器内科
2011-2012年	茨城県立中央病院循環器内科
2012-2013年	筑波記念病院循環器内科
2013-2014年	横浜労災病院循環器内科
2014年4-9月	小山記念病院循環器内科
2014年10月〜	ライデン大学病院循環器内科

オランダでの臨床参加の可能性について

　私は2014年10月よりライデン大学病院循環器内科不整脈部門に留学し、Katja Zeppenfeld教授の指導のもとで、アブレーション治療のトレーニングとそれにかかわる臨床研究を行っています。Zeppenfeld教授が専門としている心室頻拍（心外膜側アプローチも含む）や先天性心疾患術後の心房頻拍・心室頻拍のアブレーション治療は、日本ではそれほど多くの症例数が一施設に集まらないため、留学中にこれらの高度なアブレーション治療に多く参加し経験を積めること、これらの豊富な症例を使用して臨床研究を進められることがライデン大学を留学先に決めた一つの要因です。当院ではオランダの労働許可を取得することで、指導医の監視下という条件付きでアブレーション治療の術者や助手を行うことができます。

労働許可・滞在許可の取得に関しては、オランダではそれほど難しくありません。渡蘭前にライデン大学の人事課の職員さんに必要な書類（表1）をメールで送ることで、その職員さんが私の代理で移民局に申請を行ってくれました。約6週間で滞在許可・労働許可を取得することができ、日本でオランダ大使館を訪れて仮の滞在許可を取得する必要もありませんでした。観光ビザ（パスポートのみ）で渡蘭して、渡蘭後に移民局を訪れて写真撮影を行います（特に予約も必要ありませんでした）。

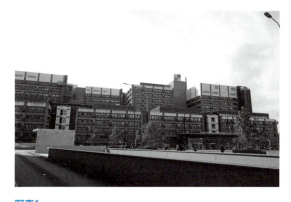

写真1
ライデン大学病院 (Leiden University Medical Center)

　写真入りの滞在許可証が出来上がったら、再度移民局に取りに行きます。オランダ国内には移民局が8カ所あり[※1]、私はRijswijkの移民局に行くよう指示されましたが、どの移民局に行くかは勤務先の場所によって変わってくるかと思います。また、自分で移民局にアポイントメントを取り、滞在許可・労働許可の取得に苦労した人の話も聞いたことがあるので、私のように勤務先の人事課の職員さんなどに間に入ってもらって、移民局との手続きを行うことがスムーズな滞在許可・労働許可取得の秘訣かと思います。また、オランダでは英訳した書類がほとんど通用するため、蘭訳の必要はなく、窓口でも英語で手続きを進めることができます。英語でほとんどのことが対応できるという点において、オランダは非英語圏の国のなかでは比較的生活しやすい国と言えます。

※1 https://ind.nl/EN/organisation/contact/addresses/Pages/default.aspx

当院では年間約800例のカテーテルアブレーション治療が、スタッフ2名と私を含めたフェロー3人の計5人で行われています。週に約15件を2部屋のカテーテル室で行っているので、私がかかわる治療は週8〜10件くらいです。週の半分くらいはZeppenfeld教授が自ら術者を務める心室頻拍（心外膜側アプローチも含む）や先天性心疾患術後の心房頻拍・心室頻拍のアブレーション治療に参加し、助手やポリグラフ・刺激装置・3次元マッピ

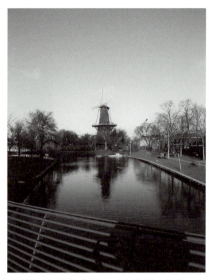

写真2　ライデン駅前にある運河と風車

ングシステムの操作を行うことで、治療の手伝いをしながらその治療の流れや手技などを勉強しています。残りの半分は他のフェローと症例を分け合いながら、房室結節、心房粗動、発作性上室性頻拍、心房細動（高周波アブレーション、Cryo balloon）などのアブレーション治療の術者や助手を行っています。平均すると週2〜3例の術者を任されています。手技のことだけを考えれば日本のハイボリュームセンターに所属していたほうが、より多くの手技を経験できるとは思いますが、海外留学中でもそれなりの数の手技を自ら行えることはオランダ留学のメリットの一つかと思います。
　私の週間予定ですが、毎朝8時半にカテーテル室へ行きアブレーション治療を行っています。17時頃に治療が終わることが多いですが、早いと昼過ぎに終わることもあったり、遅いと19時を過ぎることもあったりします。アブレーション治療の入れ替えの時間や、治療が早く終わった後の時間などを使って臨床研究を進めています。
　日本人医師がオランダの医師登録なしに手技を行うことを法的に可能にす

るための当院の対応として、以下の5つのステップを踏んでいると聞きました。

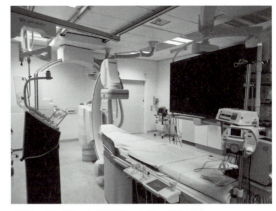

写真3　ライデン大学病院のカテーテル室

①指導医（主任教授、不整脈部門の教授）の責任下において、日本の不整脈医が手技を行うことを指導医が承諾し署名する。

②患者さんの入室時にその手技の責任者（オランダの医師登録をした医師）が患者さんに挨拶し、その時に私を紹介し、日本人の不整脈医が手技を行うことを説明する。

③カテーテル室内では私以外に必ずその手技の責任者が在室し手技に参加する。

④避けられない事情で手技の責任者がカテーテル室を離れ室内に私一人が残る状況になった場合は手技を中断し、その手技の責任者が帰室するまで待つ。

⑤何か合併症が起こった場合は、その責任は指導医に帰属し、私が責任を問われることはない（そのため、私はオランダでは医師賠償責任保険のようなものに何も加入していません）。

　一応、私はオランダ語も勉強していますので、患者さんとはなるべくオランダ語でコミュニケーションを取るように努めていますが、ほとんどのオランダ人は英語ができますので、私のオランダ語では十分な説明ができないような時には、英語でコミュニケーションを取ったり、看護師さんに通訳してもらったりして、実際の手技を進めています。

　日本の医師免許でオランダでの医療行為を可能にする対応は、当院限定の

ものなのか、オランダの病院すべてで同じなのかは不明ですので、オランダへの臨床留学をお考えの場合は、留学先の施設や所属長に臨床参加が可能かどうか個別に確認する必要があると思います。

表1　労働許可・滞在許可の取得に必要な書類

▶ パスポートのコピー（家族全員分）

▶ 出生証明書、婚姻証明書
　私の場合は日本の戸籍を英訳したものにアポスティーユ認証をつけて提出して受理されましたが、人によってはアポスティーユ認証した日本の戸籍をオランダの日本大使館などで出生証明・婚姻証明の形式に直して翻訳した書類でないと受理されなかったということもあり、担当者によって対応が変わるのかもしれません。

▶ 履歴書

▶ 留学中の研究計画（テーマ、目的、期間など）

▶ 大学の卒業証明書、成績証明書

▶ 銀行の預金残高証明

▶ 留学中の資金援助（フェローシップ、日本の職場からの給料など）があればその証明書類

▶ ライデン大から送られてきた書類の記載

　① Declaration of intent to undergo a TB test
　　結核の検査を渡蘭後3カ月以内に行う意思があることの確認。署名して提出はしましたが、日本は他のEU諸国やアメリカと同じく結核検査を免除されているので、特に検査はしませんでした。

　② Antecedent Statement（犯罪歴がないことの証明書）

　③ Statement authorization and referent position
　　自分以外の家族分の書類を作成し署名しました。

オランダの医師資格取得について

　オランダの医師登録は BIG-register というものになります[※2]。BIG-register 登録への第一歩として、日本での教育歴・職歴・資格などをすべて書類に記載して、卒業証明書（小学校から大学まで）、医師免許、専門医証、在職証明書などの英訳を添付して BIG-register に郵送します。しかし、日本の医師免許はオランダのものと同等とは認められないようで、さらにオランダ語で AKB-toets（toets はオランダ語でテストの意味）と BI-toets に合格する必要があります[※3]。AKB テストは医師・看護師・薬剤師等に共通のテストで、論説文の要旨をまとめる能力、プレゼンテーション能力、ディスカッション能力、レポート作成能力、英語力、オランダのヘルスケアについての知識などを問われます。

　BI テストは医師に特化した専門性を問う試験で、基礎医学の筆記試験、臨床医学の筆記試験、臨床医学の実技試験の 3 つに分かれていて、それぞれ年 3 回行われています。臨床医学の実技試験で合格点に達しない診療科があると、オランダの医学生に混ざって数ヵ月の臨床実習を課されることもあるそうです。

　AKB テストも BI テストもすべてオランダ語で行われるため、オランダ語の語学力もかなり高いものが求められます。ですので、数年間の留学でオランダの医師資格を取得するのは非常に難しいと考えます。

※2　BIG-register：https://www.bigregister.nl/en/
※3　https://www.bigregister.nl/en/registration/withaforeigndiploma/assessment/default.aspx

第 6 章

スイス
Bern University Hospital

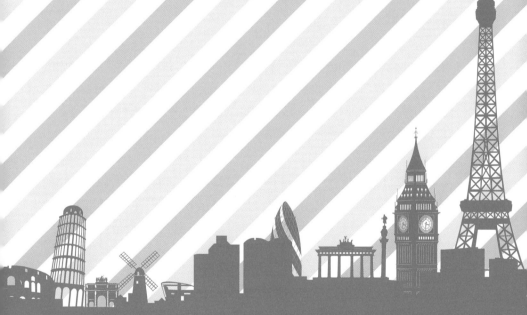

スイス
Bern University Hospital

山地杏平

ベルン大学病院循環器内科 Assistant doctor

2003年　京都大学医学部卒業
2003年　京都大学医学部附属病院で内科研修
2004年　小倉記念病院
2015年　ベルン大学留学

※スイス留学をお考えの方はご連絡ください。
E-mail：kyohei@yamaji.info

自己紹介

　私は、小倉記念病院で循環器内科を学び、現在スイスにあるベルン大学に留学しています。小倉記念病院はいわゆる high volume center と呼ばれるような病院であり、多くの循環器内科の患者さんを受け入れています。そこで循環器内科の勉強とともに臨床研究を学び、そしてさらなる経験を積むことができたらと考え、ベルン大学への留学を決めました。

　2003年に私が大学を卒業した当時は現在のような研修医制度はなく、卒業すると同時に入局先を決めていました。このため、大学卒業前に、各科から勧誘目的に説明会がありました。そのなかに循環器内科も含まれており、そこで、後の恩師である木村剛先生に初めてお会いしました。当時は助教授をされており、小倉記念病院から京都大学に赴任されてすぐのことで、循環器内科にすごい先生が赴任されたらしいから、一度医局説明会に行ってみようと友人に誘われ、ひやかし半分で行ってみました。そこで木村先生に、「カルテを整理して、患者さんの記録を読む臨床研究の、何がおもしろいのですか？」と聞いたのは覚えているのですが、残念ながら、答えは記憶にありま

せん。その後、木村先生のご指導のもと、臨床研究を学ばせていただき、興味を持つことになるのですが、当時は臨床研究を学ぶためにスイスに留学するなど、夢にも思いませんでした。

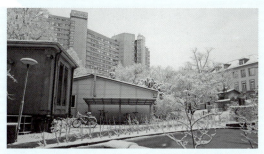

写真1 勤務するベルン大学

　大学卒業後は、京都大学医学部附属病院で内科研修を行い、循環器内科をローテートした際に、木村先生にご指導いただきました。私が研修医であった当時は、たいへん失礼な質問をした学生だということを覚えておられましたが、最近もう一度お尋ねしてみたところ、すでに忘れられていたそうです。当時の京都大学内科の研修医制度では、1年の研修を終えたところで、研修中の成績やくじ引きなどで、2年目の研修病院が決まります。私は、どうしても木村先生がおられた小倉記念病院に行きたく、当時の内科研修を担当されていた呼吸器内科教授の三嶋先生のところに直接お願いに行き、何とか決まっていた赴任先を変えていただく許可をいただけました。思っているような研修ができなくても、京都大学に帰ってくることはできないよ、というのが条件でした。

　2年目の研修医として小倉記念病院に赴任し、当時院長だった延吉先生にお会いしました。経皮的冠動脈形成術（PCI）を、日本に導入されたたいへん有名な先生です。これから循環器内科を学ぶのだと、意気揚々とごあいさつに伺ったところ、「血液内科で欠員が出てとても困っているので、9カ月は血液内科を手伝ってくれ。そうしたら次の年から循環器内科に来ていいから」と指示されました。大学の人事を無視したかたちで市中病院に飛び出し、初日にこのように言われてたいへん気が滅入ったのはとてもよく覚えています。ただ、結果的に白血病の発症から寛解導入、再発、骨髄移植まで、一人の患者さんを通して勉強をさせていただいたのは良い思い出です。その後、

循環器内科に入る前の3カ月は麻酔科を勉強させていただき、3年目から循環器内科に配属されました。

いつか留学しなければならない

　もともとはお世話になった小倉記念病院にずっといようと思っていましたが、2008年ごろ、木村先生からずっと同じところにいるのはよくないので、留学してみないかとお話がありました。当時はミュンヘンやロッテルダムに行ってはどうかとお話をいただき、実際にミュンヘンのカストラティ先生にお会いしたりしたこともあったのですが、当時書いていた論文に時間がかかってしまい、結局留学せず、そのままとなっていました。ただ、その時からいつか留学しなければならないと考えていました。

　留学開始から1年半が経過した今から振り返ると、英語が苦手であり、それをなんとか克服したいという思いがあり、また他文化への憧れが、留学したいという動機になっていたと思います。海外に出れば何とかなる、何かを得られる、という漠然とした期待感が強かったのですが、じつは海外に出ただけでは、何も変わらないということは気をつけなければなりません。

臨床研究の遂行能力を高めたい

　日本にいるあいだは、論文を作成するうえで毎回木村先生に指導を仰いできました。初めて書いた論文は、95％くらい書き換えていただき、立派な論文にしていただきました。その後もいくつか論文を書く機会があったのですが、毎回多くの修正をいただいています。とはいえ、今後自分が臨床研究を続けていくうえでは、自分の力だけで論文を発表できるようにならなければなりません。このため、臨床研究を遂行する能力、論文を作成する能力をつけるための留学を目標にしました。毛色は変わっていますが、あまり現地での論文作成にこだわっているわけでもありません。やり方を習い、仕事を

おぼえ、ラッキーであれば論文の著者になれればと考えています。負け惜しみっぽいですが。

　ベルン大学はヨーロッパのなかでも指導的な立場で、勢いのある施設ですが、実際にはPCIは年間1,500件強であり、小倉記念病院とあまり差はありません。帰国後はお世話になった小倉記念病院でしっかりとした臨床研究を行い、世界に情報発信していくことを自分の目標にしています。

おもしろい研究ができるのではないかと期待してベルン大学へ

　スイスのベルン大学では、比較的若い教授であるWindecker先生が一線で活躍されており、Meier教授もおられます。せっかくですので、ヨーロッパの第一人者になるであろうWindecker先生のもとで勉強をさせてもらおうと考えたのがきっかけでした。たくさん論文も出ているし、きっとおもしろい研究をたくさんしているのだろうと、わりと軽く留学先を決めてしまいました。別な施設に留学したらしたで、楽しい思いや得難い経験ができたのかもしれませんが、ベルン大学に決めてあまり後悔はしていません。

　ベルン大学に留学をしたいと考えた時点で、どうしたらWindecker先生に会えるか悩みました。たまたま2013年5月にあるEuroPCRという学会において、日本のカテーテル企業が主催する研究会の演者としてWindecker先生が来られることを伺いました。そこで、その企業の方に相談させていただき、その研究会で発表をさせていただけることになりました。そして、研究会開始直前に5分ほど、Windecker先生とお会いする時間を用意い

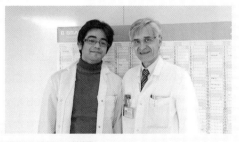

写真2　Meier教授と

ただきました。

　延吉先生の推薦状と、木村先生からもメールで推薦をいただき、また自分自身の履歴書（CV）を持って面会に挑みました。5分でしたので、英語ができないこともばれることなく、かといって何をしに留学したいのかも伝わらず、面会は終了しました。その後、幸いにも clinical research fellow として採用いただき、前任者の谷脇先生が2014年11月に帰国するので、2014年9月から留学するように連絡をいただきました。後から知ったのですが、じつは international fellow にはさまざまな国から多数の申し込みがあり、断られることも多いようです。後任というかたちでなければ、fellow として採用されなかったでしょうし、日本人がいかに勤勉であるかをベルン大学に知らしめた谷脇先生のおかげです。谷脇先生は朝6時くらいには研究室に来られており、日が変わるくらいまで仕事をされていました。残念ながらそこは引き継げませんでしたが……。

留学準備

　私は留学の専門家ではないので間違っているかもしれませんが、ビザと滞在許可は厳密には異なるそうです。ビザは入国の許可、滞在許可は、その国にいてよいという許可になります。日本人はスイスの入国は許可されているのでビザは不要ですが、長期間の滞在だと滞在許可書が必要になります。

　滞在許可書は現地でしか発行されないため、最初に入国するうえで、滞在許可書を発行しますという確約書を事前に入手しておかなければなりません。幸いにも公的機関であり、普段から外国籍の医師を受け入れているベルン大学病院への留学でしたので、手続きにはそれほど困りませんでした。滞在中の生活費や、家族構成などを事前に大学に送ることで、滞在許可書の確約書を日本で受け取ることができました。空港のパスポートコントロールで、その確約書を見せることで入国が可能となります。

　私はベルンのなかでも郊外の Muri という地域に住んでいるのですが、そ

こはベルン市の管轄ではなく、Muriの地方局の管轄になります。異国人が多く住んでいる地域であり、役所の方は英語で対応していただけました。ベルン市の役所ではドイツ語が話せないと対応してもらえないと聞いていたので、かなりほっとしたのを覚えています。現地に入ってからアパートの契約書を作成し、それと滞在許可書の確約書を持って役所に行くことで無事滞在許可書が発行されました。

　家族で留学するのであれば保険が必須と思います。急な病気になるかもしれませんし、また事故に巻き込まれる可能性もあります。このため、留学生用の保険に日本で加入してから、渡欧しました。

中庸を好むスイス人
臨床研究なら英語で通じる

　ご存知かもしれませんが、スイスは物価が非常に高いです。マクドナルドでセットを頼むと1,500円くらい、スーパーでも卵が1個で100円以上します。ビールが200円くらい、ワインが1,000〜2,000円くらいなのが救いです。また、留学中にスイスフランショックが起こって1フラン115円から162円まで急騰してしまい、たいへんな目にあいました。その代り治安はとても良いです。北九州市もそれほど悪いとは思いませんが、ベルンのほうが良さそうです。国民性は、日本人と同様にシャイな人が多いと言われています。上司のLorenzにステーキハウスに連れて行ってもらった際、150g、200g、250gのステーキで、選ぶのは200g、焼き加減はmedium。スイス人、日本人ともに同じ選択でした。中庸を好むようです。

　スイスはフランス、ドイツ、イタリアと国境を接しており、スイス人の多くは、ドイツ語とフランス語の両方ができます。そして医者やコメディカルの半分くらいの方は、英語も問題なく使いこなせるので、臨床研究での留学であれば英語で問題ありません。ただ、市内では英語は苦手にする方が多く、英語が通じないことも多くあります。日本人が英語で話しかけられても、「英

語なんて無理無理」といった態度をとってしまいがちですが、スイス人も全く同じような反応の方が多いです。また、ドイツ語といってもスイス国内で方言が強く、ドイツ人が聞いても理解できないのだそうです。そもそもドイツ語もスイスドイツ語もできない私には関係ないことですが。

　余談になりますが、スイスの自動車免許は期限がありません。日本の自動車免許の翻訳を付けて、眼科で検査をした結果を付けると自動的にスイスの自動車免許が発行されます。スイスの自動車免許はヨーロッパ域内で有効で、またアメリカなどでも使えるとのことです。終身免許ですので、スイスで滞在許可書を得ることができる方は、ぜひ取得をお勧めします。物価の高いスイスで自動車を維持するのはたいへん困難ですが、Mobility というカーシェアリングが発達しており、ガソリン代込で 1 時間および 10km の走行あたり 400〜500 円で借りることができます。なお、40km 制限の道路を 41km で走っていて、40 スイスフランの罰金を受けたことがあります。

日本人にはハードルの高い
アパートの確保

　ベルン旧市街は世界遺産であり、新しい建物は郊外にしかありません。このためアパートなどの物件が少なく、空き物件はほとんどありませんし、また、日本とは物件の扱いが異なります。空き物件が出た時に、インターネットや不動産屋さんで掲載されるのですが、すぐには契約ができません。日本のように契約をしたい人がいたら、早い者勝ちで契約ができるというわけではなく、まずは現地の下見が必要になります。そこで申込書をもらい、管理会社に申し込みを行います。複数の申し込みがあることが一般的で、そのなかから大家さんが、契約を行う店子を選択します。ですので、日本から不動産を契約することは不可能であり、そもそもスイス人やドイツ人が契約希望を提出しているなかで、日本人が契約を勝ち取ることはほぼ不可能です。郊外で割高な施設でどうにか契約することができるくらいです。

私自身は、幸いにも前任者の谷脇先生がわざわざ現地の下見へ行ってくださったおかげで、無事スイス入国前にアパートを決めることができました。スイス以外への留学であれば、しばらくはホテル生活で現地のアパートを探すことや、事前にインターネットなどで契約することも可能なのかもしれませんが、少なくともベルンでは不可能だと思います。

　実際にスイスに入国したら生活家具を揃えますが、多くの留学生が利用しているのは、IKEA です。私も初日に時差ボケも残るなか、家族総出で IKEA に向かいベッドや机などの生活必需品を購入しました。家に照明も無い真っ暗ななかで家具を組み立てるのは、かなり心細かったです。

　ちなみに、照明に関してですが、ヨーロッパでは日本のように天井のソケットはありません。2 本もしくは 3 本のケーブルが天井からぶら下がっているのみであり、自分で接続する必要があります。天井からぶら下げるのであれば、自分で工事をしなければなりません。ブレーカーを切ってからの作業が必要なのですが、日本人の方で感電されたという話を複数聞いたことがありますので、ぜひご注意ください。

書籍類はデータ化して荷物を準備

　残念ながら、留学開始後の仕事のイメージは全くありませんでした。出たところ勝負と言いますか、どちらにせよ、すぐに希望するような仕事にありつけるわけありませんし、下積みが必要と考えていました。また、留学してすぐに論文が書けるとは思っておらず、また、日本での臨床研究にも終わっていないものがありましたので、留学開始後の始めはこれらの日本に残してきた仕事を続けられたらと考えていました。

　木村先生の行われている多施設共同研究に、小倉記念病院も参加しているのですが、その研究に参加された患者さんの予後を知ることが、臨床研究には大切です。小倉記念病院のデータ収集を担当しており、留学直前まで、患者さんにお電話してその後の調査を行っていました。

また、臨床研究を行ううえで参考となるような教科書があったのですが、とても海外に運ぶわけにはいかず、また、和書は海外では手に入りませんので、裁断してスキャナで取り込んでおきました。書籍類は運ぶだけでもコストになりますし、そもそも本は重いのでなかなか海外に持っていくことは難しいと思います。著作権の問題もありますし、そもそも愛着のある教科書をばらすことには抵抗はあったのですが、やむを得ない事情でもありますので、許容してもらえたらと思っています。

2年×365日×24時間しかないという焦りもありつつ

　最初は前任者の谷脇先生の仕事がありましたので、それをお手伝いさせていただきました。もともと冠動脈内イメージングはあまり勉強していなかったので、本当に初歩からさまざまなことを教えていただきました。
　私が職場に行っているあいだは、妻は子ども2人を連れての慣れない海外生活であり、特に下の子は手のかかる1歳児、上の子も慣れない海外での幼稚園で毎日泣いてばかりという生活でした。そんななかで仕事があるからといって、夜遅くまで仕事をしていては、家庭が成り立ちません。ですので、職場は夜7時に出て、晩御飯は必ず家族でとるようにしました。当初は2年の予定で留学しており、2年×365日×24時間しかないという焦りもあり、また上司より先に帰るのは、どうしても気まずいという思

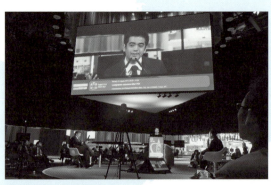

写真3 European Society of Cardiology Congress のセッションに登壇した

いもありましたが、途中からは気にせず帰るようになりました。その代わりといってはなんですが、留学当初は朝5時33分の始発の電車で病院に向かっていました。ですが、スイスの冬の寒さが駅のホームで身にしみます。徐々に遅くなってしまうのはやむを得ないことです。

論文の査読が良い経験に
留学後は臨床に復帰して臨床研究を

　留学後は、小倉記念病院に復帰して臨床を続けつつも、スイスで得られた知見をもとに臨床研究がしたいと考えています。留学してからの仕事の一つに論文の査読があります。平均して週に1つ論文を査読させていただいていますが、いわゆる impact factor の高い雑誌の査読を多くこなすことができ、さらには、それに対して上司のコメントも見ることができたのは、とても良い経験であると考えています。また、これに加えてヨーロッパで行われる多施設共同研究のプロトコル作成から参加できたことは得難い経験ですし、日本に帰ってからもとても役立つのではないかと期待しています。

　幸いにもベルン大学で助教のポストをいただいたのですが、こちらでの職を得るということは、逆に日本にいつ帰るのかという帰国の時期で悩みが増えます。長くいればいるほど、成果を上げることができるのでしょうが、逆に実地での臨床から遠のく期間が長くなることも心配です。また、家族、特に子どもたちをいつまでも異国に住まわせるのではなく日本に帰らなければならないと考えており、いつ帰国を決断すべきか、まだまだ悩みも多いです。

　最後になりますが、医師の留学は、他の職種に比べるとかなり異質です。そもそも働いてから5～10年経った後に、仕事を辞めたうえで、無職の状態で自分の貯金を切り崩しながら海外で学ぶというのは、はっきり言って異常だと思います。これから医学留学を考えられる方は、まずはそれを認識したうえで、目標を定めて留学を決めていただけたらと思います。

COLUMN
Bern University Hospital

阿佐美匡彦

ベルン大学病院循環器内科 Clinical research fellow

2008年	帝京大学医学部卒業
2008-2010年	三井記念病院初期研修
2010-2013年	三井記念病院循環器内科後期研修
2013-2015年	三井記念病院循環器内科 Clinical fellow
2015年〜	ベルン大学病院循環器内科 Clinical research fellow

自己紹介

　私は東京都千代田区にある三井記念病院で初期研修および循環器の後期研修を行い、その後 clinical fellow として勤務しておりました。上司や優秀な同僚および後輩に刺激を受けて臨床研究に興味をもち、留学を考えるようになりました。当時、三井記念病院では TAVI が始まった直後でして、私もその魅力に取りつかれ、留学先には最先端の Structural Heart Disease が学べる施設をと考えました。そして世界的にもご高名な S Windecker 先生が指揮しており、症例数も豊富でかつ世界規模の臨床研究も積極的に行っている Bern University Hospital への留学を考えました。

滞在許可書の取得について

　滞在許可書の取得に関しては、国によって必要な書類が異なるうえに、現地の言語で記載されているため、留学先が決まってから日本にいるあいだに最も時間を要する手続きの一つだと思います。スイスに関しては、滞在許可

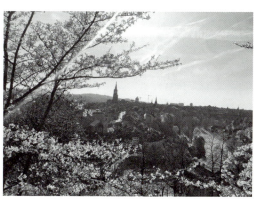

写真1　Bern旧市街と桜　　　　　　　　写真2　TAVI後に同僚のfellowと

書に関する基本事項が在スイス日本国大使館の下記URL※1、もしくは「海外移住情報」ホームページ※2から取得可能であり、私は一般的な情報をここで仕入れました。その後カントン（州）ごとに違うということでしたので、留学先に確認して表1の書類を準備しました。なお、スイスは公用語が4

表1　滞在許可書取得のために必要な書類

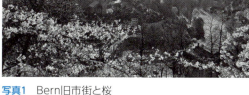

| ①滞在許可書申請書
② Curriculum vitae
③住居の契約書
④収入証明書
⑤パスポートのコピー
⑥医学部の卒業証明書 | 家族とともに転居する場合はさらに以下の書類が必要になります。
⑦家族の渡航申請書
⑧結婚証明書および子どもの出生証明書
⑨子どもの監督者の宣言書
⑩直近の収入証明書 | 子どもが就学年次以上の場合（学校提出用）
⑪予防接種の証明書 |

※1　在スイス日本国大使館：http://www.ch.emb-japan.go.jp/documents/ryoji/jp/swiss-residence-permit.pdf
※2　海外移住情報：http://www.interq.or.jp/tokyo/ystation/swiss.html

カ国語あり、カントンによって用いる言葉が異なります。ですので、今回は私の留学先であるベルン（ドイツ語圏）の場合を記載します。

① 滞在許可書申請書

　雇用主が準備するため連絡を待っていると、送られてきた書類はすべてドイツ語でした。記載すべき部分に丁寧に印が付けられ、英語での翻訳も記載してくれていたためそこまで手間ではありませんでした。

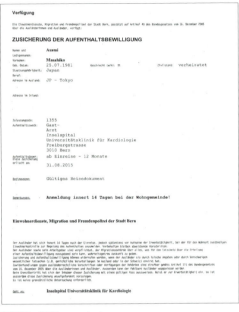

写真3　仮のpermission

② Curriculum vitae

　留学先に提出したものに直近の情報を加えて英語で提出しました。ドイツ語でも可能です。

③ 住居の契約書

　スイスは日本と異なり、賃貸の空室率が低く貸し手市場と言われています。そのため、不動産屋も、1）スイス人であるかどうか、2）ドイツ語が話せるかどうか、3）独身かどうか（子どもがいる場合は、静寂を愛するスイス人にとっては騒音トラブルのもとになると考えるようです）の順に優先するうえに、契約前には必ず見学が必要となります。さらに子どもがいる場合は日本のように狭い家に住もうとすると、子どもに部屋を与えないのは虐待だと判断されるようでして（本当かどうかはわかりません）、私の場合は子ども2人4人家族ですが3.5rooms以上の部屋にするように指示されました。

　そのうえで条件に合う物件に手あたり次第メールしましたが、英語の場合

はほとんど無視されます。なかには返信してくれる場合もありますが、もう決まってしまったという内容や実現不可能な日程での見学日を指定（1週間以内など）され、いちばん時間を要したと記憶しています。

　内覧許可をもらって内覧し、その際に application form をもらえます。それに留学先からもらった就業証明書とドイツ語で作成した手紙（職業や就職先などを記載しそこに住みたいことを強くアピールする）を添えて不動産会社に提出します。そのうえで、アパートによって異なる倍率（高い場合は10～15倍）をパスして契約となります。最終的には日本人が住む場合は高い家賃を払って競争率を下げるか、長期的にメールを送り続けて根気強く待つしかないと思います。

④収入証明書

　これはスイスに滞在できるかを見るためのもので、銀行の貯金額の証明書や grant の証明書になります。私の場合は少額のものも含めて極力すべての貯金証明を作成し、スイスでの滞在に問題ないことを証明しました。実際のところはわかりませんが、スイスは物価が高い国ですので、収入もなく貯金も少ないようですとスイスでの滞在は困難と判断されてしまったり、1年間のみの短期滞在許可しか下りない場合があるそうです。いずれも英語かドイツ語での翻訳が必要です。

⑤パスポートのコピー

⑥医学部の卒業証明書（英語もしくはドイツ語での翻訳が必要です）

⑦家族の渡航申請書

　滞在許可書の申請書と同様にドイツ語の書類ですが、私の留学先では英語での翻訳を記載してくれていたためスムーズに作成できました。

⑧結婚証明書および子どもの出生証明書

　これは戸籍謄本で代用可能です。英訳もしくはドイツ語訳が必要です。

⑨子どもの監督者（基本的には配偶者）の宣言書

　スイスでは子どもとともに渡航する場合は、子どもを日々世話する人の宣言書が必要になります。基本的には配偶者かと思いますので、配偶者による

宣言書を英語もしくはドイツ語で作成します。内容としては、1）スイスへの滞在に同意していること、2）滞在中は子どもの世話を見るという2点の宣言です。

⑩ **直近の収入証明書**
　日本での直近4カ月分の収入証明書です。英訳かドイツ語訳が必要です。

⑪ **予防接種の証明書**
　スイスでは4歳以上の子どもは幼稚園に最低週5コマ（1コマは半日）通わせなければなりません。そのため、4歳以上の子どもがいる場合は学校への提出用として予防接種の証明書が必要です。これは滞在許可書の申請時には必要ありませんが、滞在のために準備すべき書類の1つです。

　すべて提出すると滞在許可書発行の確約書がメールで留学先から送られてきました。これを印刷しスイスに渡航します。なお、渡航後に何かと証明写真を要すると聞いていたため日本で写真を準備していきましたが、細かい規定があるのでスイスで撮影するかしっかり規定を読んでから撮影して持っていくことをお勧めします。なお、冒頭でも書きましたが、スイスはカントンごとに申請手続きが違ううえ、すでにいくつかの変更点があるかもしれませんので、各自留学先やカントンに問い合わせて最終確認されたほうがよいと思います。

医師活動に必要な手続きについて

　スイスでの医療行為には、当然のことながらスイスでの医師免許が必要です。しかし、スイスの場合は日本の医師免許を持っていれば臨床研修が可能となります。正規の手続きとしては、スイスでの臨床研修受け入れ先を探し、スイスの研修医と同等の臨床研修を行って（スイスの卒後研修には日本での経験の一部が算入できるため、日本での臨床経験を証明書にして提出することで一部免除されます）、専用の試験に合格すると医師免許を取得すること

ができます[※3]。

　スイスでは2002年よりEU各国のdiploma（医学学位）／医師試験の合格をスイス国内でも有効と認めています。もっとも、このルールが適用されるのは、EU各国の医学校で教育を受け、EU各国の試験を受けて合格している医師で、かつEU国籍保持者または配偶者がEU国籍保持者に限られます。大半の日本人医師は、たとえEUの医師免許を取得していたとしても、この制度は利用できないと思われます[※4]。なお、日本人に関しては臨床研修が可能であり、留学先の責任者の許可が下りれば臨床研修というかたちで治療行為に参加することができると思いますが、カントンごと、さらには施設ごとに基準は異なると思いますので、各自留学先に確認するのがよいと思います。その際、施設によってはドイツ語のスキルなどを求められると思いますが、規定はありません。

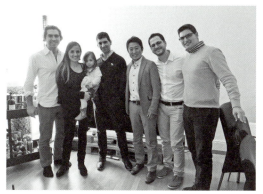

写真4　同僚のfellowと食事会

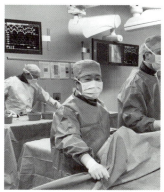

写真5　TAVI術中の筆者

※3　http://www.bleedle.net/suisse-doctors/
　　http://www.bag.admin.ch/themen/berufe/07918/11723/index.html?lang=de
※4　http://www.bag.admin.ch/themen/berufe/00406/index.html?lang=de

第 **7** 章

ベルギー
University of Liège

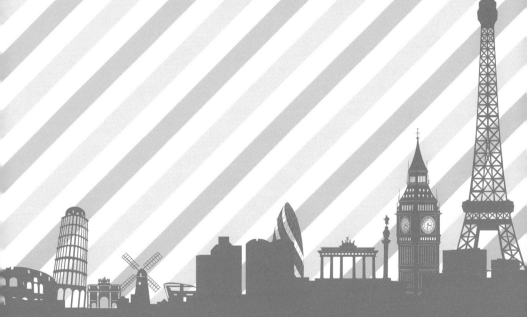

ベルギー
University of Liège

黄 世捷
聖マリアンナ医科大学 助教

2005年	愛媛大学医学部卒業
2005-2007年	聖マリアンナ医科大学初期臨床研修
2007-2011年	同大学大学院循環器内科
2011-2013年	同大学循環器内科 助教
2013-2015年	リエージュ大学留学
2015年〜	聖マリアンナ医科大学循環器内科 助教

自己紹介

　私は岩手県盛岡市出身で、愛媛大学医学部を 2005 年に卒業後、聖マリアンナ医科大学で初期臨床研修、同大学院循環器内科を経て、聖マリアンナ医科大学循環器内科助教として勤務しています。

　大学院時代には鈴木健吾先生（現・聖マリアンナ医科大学循環器内科准教授）にご指導いただき、臨床業務の合間を縫って運動耐用能と心エコー指標に関して研究したことをきっかけに、運動負荷心エコーに興味をもちました。

　大学院卒業後は、2013 年 10 月から 2015 年 9 月の 2 年間、運動負荷心エコーで有名な Patrizio Lancellotti 教授（2014-2015 President of European Association of Cardio Vascular Imaging）のいるベルギー、リエージュ大学への留学の機会を得ました。本稿では大学に所属したまま留学をするメリット、デメリットの他、留学生活を円滑に過ごすためのツールに関してもお伝えできればと思います。

公用語はベルギー語？

　ベルギーは周囲をフランス、ドイツ、オランダ、ルクセンブルグに囲まれ、EU や NATO の本部が位置することからもわかるように、文字通りヨーロッパの中心に位置する国です。首都はブリュッセルですが、実際には 3 つの地域に分かれており、オランダ語に似たフラマン語を話す北のフランドル地方と、フランス語を話す南のワロン地方では、まるで違う国かと思うほど、国民の気質が違います（公用語としてドイツ語も認められています）。

　歴史的な成り立ちはさておき、同じ国とはいえ言葉も文化も大きく異なるため、それぞれに共同体が存在してなかなか政治的な折り合いがつかず、2011 年には 541 日にも及ぶ無政府状態が続いたという記録があるほどで、首都のブリュッセルはどちらの地方にも属しない第 3 の地方とされています。そのためブリュッセル内の看板には同じ地域名を示すために 2 つの言語での記載があり、この国が 2 つの異なる文化から成り立っていることを実感させられます。

　例えば、フランダースの犬で有名なアントワープ（英語で Antwerp）はフラマン語ではアントゥエルペン（Antwerpen）ですが、フランス語ではアンヴェルス（Anvers）となるため、道路標識に従ってワロン地方から運転をしていると、フランドルに入ったとたんに地名が変わって混乱してしまうこともあります。

　留学に当たってもこのフランドル地方（オランダ語圏）に留学するのかワロン地方（フランス語圏）にするのかによって大きく異なるため注意が必要ですが、ブリュッセルに留学する場合は多くの駐在員が滞在するため日本人コミュニティを見つけることも比較的容易だと考えられます。また、フランドル地方に限らずオランダ語の話者は非常に英語が堪能です。

　私が留学したリエージュはブリュッセルからおよそ 100km、地方在来線または車でおよそ 1 時間の距離ですが、ブルージュやアントワープといっ

たフランドル地方の名所と比べるとお世辞にも観光向きの地域ではありません。とは言え、リエージュの玄関口であるギュマン駅は世界有数の美しい駅に名を連ねており、在来線はもちろん高速鉄道 Thalys も停車するため、最短で 2 時間 8 分でパリに到着することができます。予約に使うベルギー国鉄 SNCB のホームページ[※1]は英語、フランス語、オランダ語、ドイツ語に対応するため比較的電車の旅行には苦労しないでしょう。

運動負荷心エコーなら
リエージュはどうだ？

　聖マリアンナ医科大学で同じく心エコーを研究していた医局の先輩がロサンゼルスに留学していたこともあり、大学院を出たらいつかは留学に行ってみたいと思っていました。大学院卒業直前に指導医から後任としてロサンゼルス留学の話をいただき、留学が突然現実味を帯びてきました。もちろん研究者としての資質や能力をより高めたうえで留学したほうがいいのでは？という不安もありましたが、当時の指導教授の退官も近く、このチャンスを逃すと今度いつ行けるかわからないと思い、二つ返事で提案に乗ることにしました。

　しかし、肝心のロサンゼルスにいる先輩からは、運動負荷心エコーならリエージュはどうだ？　と予想外の提案をされ、何となく見えていた華やかなロサンゼルス留学に暗雲が立ち込めました。当初はベルギーと言われても「そんな言葉もわからないところに留学なんて行けないですよ」などと冗談半分で返答したものの、それまでに読んだ運動負荷心エコーに関する論文の多くがリエージュから publish されており、これは案外自分の興味と合致しているんではないかと興味が湧きました。

　大学医局に限らず、留学は希望すれば誰もが行けるわけではありませんが、

※1　ベルギー国鉄SNCB：www.belgianrail.be/

大学院を終えたばかりの新人医局員であった私は、心筋梗塞のカテーテル治療をやペースメーカの植込みを行う、いわゆる稼ぎ頭の医局員ではありませんでしたので、比較的スムーズに留学の話が決まったように思います。

運動負荷心エコーデモに感銘を受け
リエージュ大学への留学を決意

　ロスか、それともリエージュか。結局のところ見ないと決められないというわけで、パリで開催されるヨーロッパ心臓病学会に参加しがてら、ベルギーのリエージュまで施設見学に行くことにしましたが、実際は施設見学前にかなり気持ちがリエージュ傾いてしまいました。

　というのも、ヨーロッパ心臓病学会ではパリ〜リエージュ間をライブで繋ぐ Lancellotti 教授の運動負荷心エコーデモンストレーションがあり、そこで目の当たりにした教授の技術があまりにも素晴らしく、感銘を受けました。教授は運動負荷心エコーの分野において Luc A Pierard 主任教授とともに多くの功績を残しており、のちに 40 代前半でヨーロッパ心エコー図学会（旧 EAE、現 EACVI）の会長に選任されますが、その地位は決して論文を書く能力だけで得たものではないということでした。

　学会終了後、指導医とロサンゼルス留学中の先輩、医局の後輩の 4 人でリエージュの街と施設を見て回りました。出迎えてくれた教授から施設や研究にかかわる説明を受けましたが、何よりもベルギーの医師免許が無くても負荷心エコーの検査をさせてくれるという条件が最大の魅力で、リエージュへの留学は（私のなかでは）この時決まりました。

　私の場合、先輩が Lancellotti 教授を共著者とした論文を書いていたため、幸運にも見学まではスムーズに行くことができましたが、たいへんなのはここからでした。

　医局の教授にリエージュ留学の許可を正式にいただいたうえで、Lancellotti 教授にメールを送ったものの、全く返事がもらえず。当初は頻繁に送

るのも失礼かな？　気が変わったのかな？　とかいろいろ考えあぐねておりましたが、いよいよ留学予定の半年前になっても返事がもらえず、ダメもとでリエージュ大学に国際電話をかける決心をしました。

　それまでも電話してみようと思ったことは何度かありましたが、見学の際に受付がまったく英語を話せなかったのが気がかりでなかなか踏ん切りがつきませんでした。しかし、留学までもう半年を切っていてそんなことも言っていられません。時差を考慮して日本時間の夜10時にリエージュ大学の代表番号に電話し、「Professor Lancellotti, しるぶぷれ」を繰り返し、なんとか英語が話せる職員から聞き出せた教授の自宅の電話番号（!）にかけることに成功しました。

　5カ月越しに繋がった教授に「覚えてますか？　日本から見学に行きました。留学に来ていいって言ってましたよね？　行っていいんですよね？」の質問に「いいって言ったじゃん」の返答。ああ、そうか留学の受け入れはもうOKだったのかとほっとして、ではまたメールしますと伝えて電話を切りました。しかし、そこからまた1カ月、メールを送っても音沙汰なし。いったい何が起きているのかわかりませんでしたが、このままでは埒があかないと（また）思い、ブリュッセルで仕事をされている日本人循環器内科医にご相談のメールをしました。その先生からリエージュ大学の秘書さんのメールアドレスを教えていただき、正式な受け入れ許可証の発行や手続きを開始することができました。

　後にリエージュで一緒に仕事をした留学生の多くが、この「メール数カ月返事なし」の憂き目に遭っていることがわかり、ちょっとだけほっとしたことを覚えています。もし、みなさんが留学先にメールを送っても返事がない場合、何か自分に落ち度があるからではなく、そもそもメールが読まれていない可能性が高いと思います。教授のメールボックスの中で偶然開かれるのを期待するよりも、施設見学の際には秘書さんのメールアドレスを手に入れることを強くお勧めいたします。

留学準備

幸運だった住居探し

　偶然、私は留学する前に住居を見つけることができました。留学する地域の名前を日本語で検索し、リエージュに住んでいる日本人の方のブログを見つけて読んでいたところ、たまたま私の留学予定の2カ月前に日本に帰国するご夫妻がいることを知りました。そこで、そのご夫妻を通じて留学1カ月前から家賃を払う条件で契約することができました。もちろん1カ月分の家賃が無駄になるデメリットはあるものの、気に入る自宅が見つかるまでホテルに滞在する費用が浮くと考えれば妥当でした。また、退去されるご夫妻が買った家具・家電・トイレットペーパー、ゴミ袋などの生活用品もまとめて購入させていただいたおかげで、転居初日から普通に生活することができました（退去する側もなかなか買い手がつかない家具を捨てる手間が省けてお互いにメリットがありました）。大家さんも言葉の不便さはあるものの、日本人に貸した場合、通常よりも汚されることがないので歓迎するとのことでした。

ビザに関して

　私の場合、2年間の期限付きではありましたが、大学医局から基本給の6割に当たる給与をいただくことができました。そのため、留学先からは2年間は収入を得られないことを見越していたものの、留学して検査に携わるためには就労ビザが必要だろうと考え、就労ビザ取得を前提に書類を集めましたが、最終的に長期滞在ビザの取得のみで十分であり、労働許可書はなくても、後述のHosting agreementがあればよいとわかりました。
　必要な書類はベルギー大使館に問い合わせてメール経由で送っていただきましたが、原則としてメールでの対応はセキュリティの関係で不確実なため、

1週間以上返事がない場合は電話での問い合わせが推奨されています。申請書類はベルギー大使館のホームページからダウンロードできます（日本語サンプルあり）[※2]。

長期滞在ビザの取得について（研究者の場合）

申請書2部、添付用カラー写真（背景は白のみ）、ベルギーでの研究内容の簡単な説明（英文）、日本の所属先からの英文推薦状、博士号取得証明（英文原本）、パスポートのコピーの他、特に重要な書類として、①無犯罪証明、②英文健康診断書の原本、③滞在費があることの証明書類が必要です。

①無犯罪証明

無犯罪証明を警察署で発行してもらうには、「無犯罪証明の発行依頼」を作成してもらう必要があります。

1）聖マリアンナ医科大学の在職証明を請求する（マリアンナのレターヘッドに氏名・生年月日・本籍・現住所・会社名・役職または所属部署を明記した書類）

2）ベルギー大使館に在職証明を提出し、無犯罪証明発行依頼書を取得（代理でも可能）

3）無犯罪証明発行依頼書を警察本部（横浜）へ提出（代理人不可、指紋採取あり、パスポートと外国人登録証も必須）

4）無犯罪証明を入手

5）無犯罪証明を受け取る（約1週間後）

6）外務省の証明班でアポスティーユを受ける（労働許可証の取得のためにベルギーに提出を求められた場合も、自身で開封せず大使館で開封してもらう）

という流れでした。このアポスティーユに関しては、他稿の著者も書かれて

[※2] http://japan.diplomatie.belgium.be/en/travel-to-belgium/visa

いると思いますが、詳しくは外務省のページを参照ください[※3・4]。

　私の場合、この無犯罪証明と戸籍謄本の翻訳、アポスティーユを日本リンガサービス[※5]に依頼したため下記のような手続きでした。
1) 無犯罪証明および戸籍謄本を日本リンガサービスに郵送
2) 日本リンガサービスに無犯罪証明と戸籍謄本を外務省に持って行ってアポスティーユを代理で受けてもらう（自身で行えば無料。代行代金 5,000 円×2 書類）
3) 外務省でアポスティーユをもらった戸籍謄本を翻訳して、さらに公証役場に持って行ってもらい、2 回目のアポスティーユを受けてもらう（無犯罪証明は翻訳も 2 回目のアポスティーユも不要。戸籍謄本は翻訳代 7,000 円、2 回目のアポスティーユ代 1 万 7,000 円）
4) それらが終わったらアポスティーユ済みの無犯罪証明と戸籍謄本が送り返されてきます。

　外務省へは自分で持ち込めば無償ですが、2 日立て続けに外務省に出向く必要があり、さらに受け取った後リンガサービス[※5]に持ち込む手間があります。5,000 円×2 書類分払って手配するのもお勧めです。

②英文健康診断書

　英文健康診断書は、どこの医療機関でもよいわけではなく、聖路加国際病院または日本赤十字病院が指定されています。それ以外の公立病院で取得する場合には、必ず外務省にアポスティーユが取得できる病院であるかを確認する必要があります。

③滞在費

　滞在費があることの証明書類に関してですが、大学からの給料を手取りと

※3　外務省トップページ > 海外渡航・滞在 > 届出・証明 > 証明
　　http://www.mofa.go.jp/mofaj/toko/todoke/shomei/
※4　公印確認・アポスティーユとは：http://www.mofa.go.jp/mofaj/toko/page22_000548.html
※5　日本リンガサービス：http://www.lingua-services.co.jp/

額面、期間を記載した英文を用意してもらいこれを提出しました。しかし２年間で配偶者と２人で生活するには少なすぎるとの判断で、ベルギー大使館からビザ申請を拒否されました。そこで、日本の銀行口座の残高証明を英訳し添付することで了承していただけました。「こっそりベルギーでお金を稼がなくても食べていけます」という証明が必要ということです。

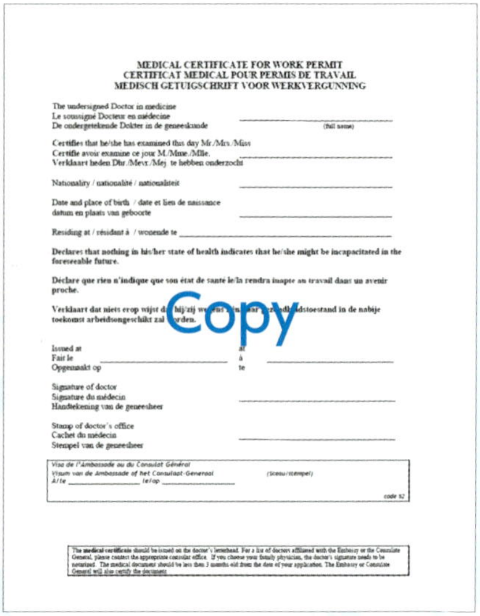

MEDICAL CERTIFICATE FOR WORK PERMIT
CERTIFICAT MEDICAL POUR PERMIS DE TRAVAIL
MEDISCH GETUIGSCHRIFT VOOR WERKVERGUNNING

The undersigned Doctor in medicine
Le soussigné Docteur en médecine
De ondergetekende Dokter in de geneeskunde ______________ (full name)

Certifies that he/she has examined this day Mr./Mrs./Miss
Certifie avoir examine ce jour M./Mme./Mlle. ______________
Verklaart heden Dhr./Mevr./Mej. te hebben onderzocht

Nationality / nationalité / nationaliteit ______________

Date and place of birth / date et lieu de naissance
datum en plaats van geboorte ______________

Residing at / résidant à / wonende te ______________

Declares that nothing in his/her state of health indicates that he/she might be incapacitated in the foreseeable future.

Déclare que rien n'indique que son état de santé le/la rendra inapte au travail dans un avenir proche.

Verklaart dat niets erop wijst d[illegible] hij/zij we[illegible] dstoestand in de nabije toekomst arbeidsongeschikt zal [illegible]rden.

Copy

Issued at / Fait le / Opgemaakt op ______________ at / à / te ______________

Signature of doctor
Signature du médecin
Handtekening van de geneesheer ______________

Stamp of doctor's office
Cachet du médecin
Stempel van de geneesheer ______________

Visa de l'Ambassade ou du Consulat Général
Visum van de Ambassade of het Consulaat-Generaal *(Sceau/stempel)*
À/te ______________ *le/op* ______________
code 52

The medical certificate should be issued on the doctor's letterhead. For a list of doctors affiliated with the Embassy or the Consulate General, please contact the appropriate consular office. If you choose your family physician, the doctor's signature needs to be notarized. The medical document should be less than 3 months old from the date of your application. The Embassy or Consulate General will also certify the document.

写真1　英文健康診断書

Convention d'accueil

En vue de l'autorisation au séjour de plus de trois mois en Belgique, d'un étranger non ressortissant de l'Union européenne, invité, en tant que chercheur, par un organisme de recherche agréé, pour y mener un projet de recherche.

Vu la directive européenne 2005/71 relative à une procédure d'admission spécifique des ressortissants de pays tiers aux fins de recherche scientifique, Vu la loi du 15 décembre 1980 sur l'accès au territoire, le séjour, l'établissement et l'éloignement des étrangers, Vu l'Arrêté royal contenant les conditions d'agrément des organismes de recherche ,

L'organisme désigné ci-après :
Nom : Université de Liège
Numéro d'entreprise (le cas échéant) : néant
Adresse : Domaine universitaire du Sart-Tilman, B35; 4000 Liège 1
Responsable : Centre Hospitalier Universitaire de Liège
Service de Cardiologie
Nom : Professeur Luc A. PIERARD, MD, PhD, FESC, FACC
Qualité (recteur, directeur, président, etc.) : Chef de service

Certifie qu'il accueille en qualité de chercheur :
Nom (M) : KOU
Prénom(s) : Seisyou
Date de naissance : Lieu :
Nationalité :
Domicile actuel :
Passeport numéro :
生年月日/国籍/住所
Qualité : Research Associate, Division of Cardiology, Dept. of Internal Medicine, St. Marianna University, School of Medicine
Diplôme : Medical Doctor

Organisme employeur ou établissement d'enseignement supérieur fréquenté
(avant le séjour en Belgique) : St. Marianna University, School of Medicine
Pour le projet suivant : Echographie de stress et valvulopathie
Titre du projet de recherche : Evaluation de l'adaptation de la fonction cardiaque à l'effort
Responsable de projet (promoteur) : Luc PIERARD et Patrizio LANCELLOTTI
Lieu d'exécution : Centre Hospitalier Universitaire de Liège
Service de Cardiologie

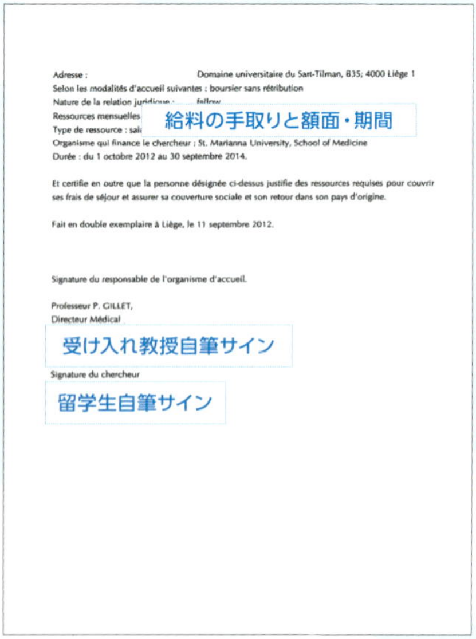

Adresse : Domaine universitaire du Sart-Tilman, B35; 4000 Liège 1
Selon les modalités d'accueil suivantes : boursier sans rétribution
Nature de la relation juridique : fellow
Ressources mensuelles
Type de ressource : sala
給料の手取りと額面・期間
Organisme qui finance le chercheur : St. Marianna University, School of Medicine
Durée : du 1 octobre 2012 au 30 septembre 2014.

Et certifie en outre que la personne désignée ci-dessus justifie des ressources requises pour couvrir ses frais de séjour et assurer sa couverture sociale et son retour dans son pays d'origine.

Fait en double exemplaire à Liège, le 11 septembre 2012.

Signature du responsable de l'organisme d'accueil.

Professeur P. GILLET,
Directeur Médical
受け入れ教授自筆サイン
Signature du chercheur
留学生自筆サイン

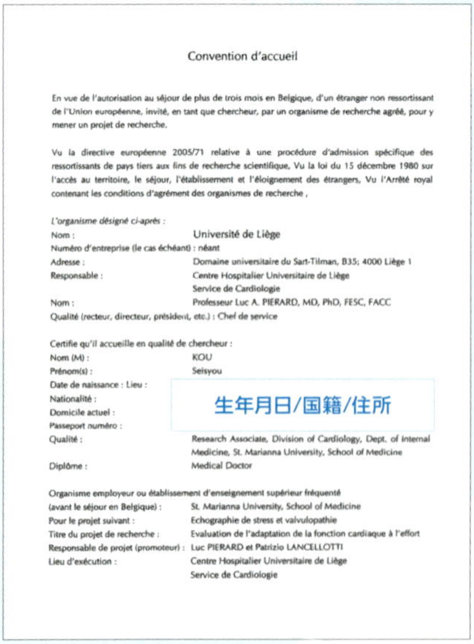

写真2　リエージュ大学から届いたHosting agreement

さて、上記書類を揃えたものの就労ビザを取得するためには、留学先の医療機関がベルギーの労働省に対して申請を行う必要があります。この労働許可の申請には数週間から数カ月かかるようです。私のように最初から2年後に帰国が決まっている場合や、最初から給料を期待していない場合には、Hosting agreement（フランス語で Convention d'accueil）があれば十分とのことで、ある日突然写真2の書類がリエージュ大学に届き、ベルギーへの入国ビザを入手することができました。

留学において欠かせない社会保障と保険

　社会保障に関する日本国とベルギー王国との間の協定[※6]により、日本の社会保障制度とベルギーの二重加入を避けることができます。つまり、日本で私学共済に継続加入している私の場合、ベルギーでの社会保障の加入を免除しています。また、医療保険に関しても私学共済に加入したままでしたので、万一ベルギーで医療機関を受診する必要があっても、後日還付を受けることができました。

　ただし、日本とベルギーの医療費の差（検査の値段など）は考慮されないため、怪我や入院に対する備えは必要です。私の場合、まずはクレジットカードに付帯している3カ月の保険を使って入国し、個人の医療保険に加入しようと考えていました。しかし、知人に紹介してもらったベルギーの保険業者に申し込みましたが、リエージュ大学から給料をもらっていないため加入できないとの返答がありました。保険に加入した場合一定額を雇用者が払う仕組みになっているためとの返答でした。

　幸い入国するたびに3カ月のクレジットカードの付帯保険が再度適応されるため空白の期間は短かったものの、非常にリスクが高くお勧めができません。ベルギー内で給与がなく、保険への加入が可能か不明な場合には、日本からの出国前に旅行保険の長期に加入されることをお勧めいたします。し

※6　http://www.mofa.go.jp/mofaj/gaiko/treaty/treaty162_8.html

かし、妊娠・分娩を保証する旅行保険はないのでご家族を連れて留学する場合には注意を要します。

医師免許と研究準備

　リエージュ大学では、私の留学期間中に平均して2～4名程度、最大6名の留学生フェローが在籍していました。フランスやカナダ（ケベック）、モロッコのようにフランス語を母国語とする国ばかりでなく、スペイン、ポルトガル、イタリアからも留学生を受け入れていましたが、アジア系の受け入れは私が初めてでした。

　EU内では医師雇用形態は数年ごとの契約更新が一般的で、留学をしているあいだに契約が切れてしまわないよう、検査技術習得が目的の場合は3カ月程度、研究が目的でも半年から1年の留学期間であることが多いようでした。

　余談ですが、こういった契約更新制度があるため、医師は病院から正当に評価してもらえるよう努力する一方で、給料以上に仕事をしすぎないようにワーク・ライフ・バランスを調整しているようです。また、同じEUのなかでも文化は大きく違い、スペイン人の留学生がシエスタ（昼の長時間休憩で仮眠を取ることもある）をすると聞いた時にはフェロー一同カルチャーショックを受けましたが、フランス人留学生が夜間に不眠患者の診察に行くともう寝ていたなんてあるあるを聞くと、妙な親近感を覚えたものです。

　専門的になりますが、リエージュ大学では心エコーは運動負荷のみならず安静時検査も医師がすべて行っているため、負荷心エコーの判読だけでなく検査技術の習得のための留学に来る医師も多く、3カ月間で虚血性心疾患の負荷心エコーの検査技術・判読能力を習得していきます。日本では超音波検査技師が撮像し、医師が負荷を調整、バイタルチェックするパターンが一般的ですが、リエージュ大学では医師が撮像し、看護師が負荷調整とバイタルチェックをします。新人フェローの教育にあたるのは、留学生フェローか

らスタッフになったルーマニア人の女性医師ですが、彼女自身が留学生フェロー時代に苦労した経験から親身になって指導してくれました。彼女なくしては私の留学はなかったと言えます。

　彼女の指導の下、負荷開始前の安静時検査と軽負荷中の撮像から練習を開始しました。日本で一般的に普及している右手プローベ保持法ではなく、左手での検査であったため1週間ほどは思ったように検査することができませんでしたが、1カ月ほどで虚血性心疾患精査目的の負荷心エコー検査では最大負荷時の検査を任されるようになりました。傾斜式エルゴメーターを用いた負荷心エコーは平均して1日10件から15件と多く（聖マリアンナ医科大学でも多くて週6件程度）、フェローの人数にもよりますが初年度は平均して1日あたり5件から10件程度は検査に従事することができました。

　1年ほどで私も新人フェローに対して負荷心エコーを教える立場になり、留学2年目には検査の担当数こそ減ったものの、虚血性心疾患ばかりではなく、研究に用いられる弁膜症症例、経血管的大動脈弁置換術（TAVI）術前・術後のエコーを担当するようになりました。教授が学会前で忙しい時には、1人で半日まるまる検査を担当することもあり、その際に欠かせなかったのは英語が話せる看護師と留学生フェローです。検査をするにあたっての自己紹介はもちろん、検査中の胸痛の有無の確認、呼吸の調整から結果の説明までフランス語で行う必要があります。また、検査レポートもフランス語で打つ必要があり、男性名詞・女性名詞の冠詞、単数・複数には最後まで泣かされ、同僚フェローの文法チェックは最後まで欠かせませんでした（心エコー検査装置は男性名詞、心臓の弁は女性名詞です）。

　検査の結果説明も細かいことが説明できないもどかしさもありましたが、そこは大らかなワロン地方のベルギー人、「俺医者。あなた胸痛い。自転車漕ぐ、検査する」ぐらいの説明でなんの文句もなく検査を受けてくれましたし、終わった後も「Pas problem!（No problem!）」の説明一言で満足して帰ってくれました。その一言で済まない場合には英語を話せる看護師が翻訳してくれましたが、それもだいぶ大雑把な説明でした。

留学までの1年間でもっと勉強すれば良かったと後悔することもありましたが、そもそも医師免許の取得が必要ないと言われたことと、留学5カ月前まで受け入れが確認できずフランス語の勉強どころではなかったというのが実情でした。

　施設見学の際からわかってはいましたが、リエージュの街中どころか病院職員にもほとんど英語が通じませんでした。市の外国人担当課でも英語を話せる担当者が数名しかいないということで、何度か門前払いになったこともあります。これはフランス語を公用語とするワロン地域ではよくあることのようで、特にリエージュのように観光地化していない街ではフランス語の勉強は欠かせません（レストランでBeefが通じません）。

　先に述べたように、ベルギーの北部に属するフランドル地方ではフラマン語のほかに英語が堪能な方が多く、ブリュッセルでも多くは英語が通じるので、同じベルギーでも大きく事情が異なるものと思います。

　語学に関してはlocal言語の取得が望ましいのは言うまでもありません。特に教授とフェロー間でのディスカッションは白熱すると当然フランス語になるため、完全に理解することはできませんでした。しかし、仕事をしていれば専門用語は嫌でも覚えますのでこういったディスカッションもところどころ理解できるようにはなります（逆に最後までついていけなかったのは昼食時の世間話でした）。

　個人的には、ある程度留学期間が限られている場合は、必須とされる場合を除いてlocal言語よりも英語の準備をして行ったほうがよいと思っています。私の場合、フランス語の勉強は初年度こそ独学で学んだものの、2年目以降はきっぱりやめ（半分諦めもありますが）、研究や統計学の勉強に時間を割くようにしました。また、フランス語の勉強をするにしても、一般的な日常会話の教本を読むよりも同僚が書いたフランス語でのレポートを英語に翻訳するのが最も仕事に必要な単語や表現を学ぶのに有効でした。

　語学の次に重要なのが統計学です。統計学に苦手意識をもっているのは同僚のフェローも同じで、私も日本にいる時からずっと苦手意識がありました。

留学のあいだにまとまった時間が取れるようになったため、留学2年目から取り組むことにしましたが、当然日本からたくさん教科書を持ち込んでいたわけではなかったので、同僚の勧めでオンライン講義を受講することにしました。MOOC（Massive Open Online Course）と総称され、日本でも徐々に浸透してきていますが、私が受講したのはCoursera[※7]というサイトが提供するDuke大学の統計学基礎講座でした。週に6～8時間、字幕付きのビデオ講座や課題をこなし、およそ2カ月受講し単位を取得しました（単位取得は有料。受講のみであれば無料）。統計学の勉強だけでなく、英語での統計学的表現を学ぶのにも有用でした。もちろん日本からも受講することはできますが、臨床業務と並行して時間を確保するのは難しいと思いますので、留学中の自己研鑽の一つとして覚えておいていただければと思います。

大らかなワークスタイル

　リエージュ大学では、教授といえども丸々1カ月夏休みを取るため、留学生もだいたい2週間程度の夏休みを取ります。また、キリスト教に由来する休日などもあり、初年度は仕事に行ったら誰もいなかったなんて日もありました。私も無給とはいえ臨床業務の人員として数えられているため、休みを取る時は教授や同僚にはあらかじめ伝えておきますが、日本に比べれば大らかです。週末を利用して2泊3日でブルージュ（北のヴェネチアの異名を持つベルギー北部の観光地）旅行に行こうものなら、なぜもっと長く旅行に行かないのと不思議な顔をされてしまいました。

　ベルギーではキリスト教徒らしく日曜日はほとんどの店が閉店しています。リエージュでは市内を除けば徒歩圏内で開いているのはレストラン、ガソリンスタンド、薬局くらいで、買い物は土曜日にスーパーで1週間分を

※7　Coursera：https://www.coursera.org/

まとめて買ってくる必要があります。平日も夕方4～5時頃にはちらほらと閉店してしまい、開いているのはレストランや大型スーパーのみ。そんなスーパーも8時閉店なのに7時半には入店を断られることもありました。

不便と言えば不便ですが、逆に日曜は諦めがついて家で家族と映画を観たり、散歩や読書をするといった生活になりました。教授から指令が飛んでこなければ週末はたいてい平穏ですが、時折週明けまでに解析を！なんてメールが飛んできたりします。同僚のアドバイスは「週末にメールを読むな」でした。

運転免許取得と車の購入

留学前に住居は決まっていたものの、徒歩圏内にスーパーがないため早々に車を買う予定でした。日本で国際運転免許を取得できますが、注意点としては、有効期限は1年であるものの、いったん住民登録をすると国際免許では運転できなくなるということです。入国して7日以内に住民登録申請を行う必要があるので、現実的には国際免許で運転をする機会はほとんどありません（正式に登録されるまでのあいだは有効かもしれませんが、私の場合は必要がなかったので取得していません）。

では、実際に住民となったらどうやって運転免許（Permis de conduire）を取得するかですが、日本の免許を預けることで発行してもらえます。この発行には住民登録で発行されるEUのIDカードが必要になります。通常入国から3カ月以内にIDカードを発行してもらう必要がありますが（通常のビザなしでの滞在は3カ月まで）、私の場合は発行までにおよそ2カ月かかりました。申請時にリエージュ大学の教授からあらためて「Dr. 黄は2014年9月までリエージュ大学で働きますのでID発給をお願いします」と書いた文書をサイン付きでいただき、持参しました。そのおかげで有効期限は留学期間の終わる2014年9月末に設定されたため途中更新は不要でした。帯同した妻も同時にIDカードが発給されたものの、期限は1年でし

たので、翌年更新のため再度役場に行く必要がありました。その際に「Dr. 黄は予定通り 2014 年 9 月まで働きますよ」という文面をいただき問題なく更新ができました。

　余談ですが、「11.12.2012」と記載してる場合、「11 月 12 日」ではなく、「12 月 11 日」を意味しますのでご注意ください（手書きの数字の 1 と 7 も日本と書き方が違うので要注意 !）。

　さて ID を取得したら今度は日本の免許をベルギーの免許と交換します。これは 1 〜 2 週間ほどで、車の購入は入国からおよそ 3 カ月後でした。滞在が 1 年以内の場合には、処分の手間も考えると実際に使える期間が短いため自動車の購入はあまりお勧めできません。また多くの方は中古車（voiture d'occasion）を購入するものと思いますが、日本に比べると比較的高価で（値崩れしにくいため）、オートマティックの選択肢は少ないので注意してください。

　自動車保険に入るにあたっては日本での等級を引き継ぐことができるので、日本の保険会社に無事故証明（Certificate of No claim recored）を英文で用意してもらい、持参することをお勧めいたします。

　車の運転時にいちばん大事なことは、車検証や取り外しができるナビを車内に残さないことです。デュッセルドルフの有名日系ホテルに駐車した際に車上荒らしに遭いましたが、ナビは取り外しができないタイプだったので幸い盗られるものもなく、車検証はホテルの部屋に持って上がっていたため大きなトラブルもなく済みました（車検証がなければ盗んでも売れないそうです）。車を買う、買わないに合わせて住む場所の選択肢も大きく変わりますので、留学前によく検討してください。

留学中にあって便利なもの

①サランラップ：ベルギーに限らずヨーロッパで購入できるものは切れが悪いため、トランクに余裕があればぜひ持って行ってください。デュッセルド

ルフをはじめ日系スーパーで購入することもできますが当然高価です。

②爪切り・散髪用のはさみ：爪切りは日本製のクオリティが高いのは言うまでもありませんが、意外と言葉が通じないところで散髪をするのもおっくうで

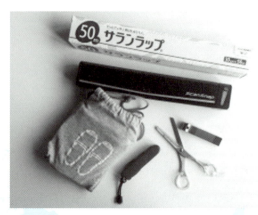

写真3　留学中にあって便利なもの

す。リエージュではもれなくもみあげまで全部そり上げられてしまうので、自分で切っていました。デュッセルドルフまで足を延ばせばで日本人美容師さんにに切ってもらうこともできます。

③携帯用スリッパと多機能ナイフ：旅行や学会でホテルに泊まっても、まずスリッパはありません。また、ホテル周辺で買った食べ物のパッケージを切ったり栓を抜くのに多機能ナイフは便利です。

④スキャナ：意外と便利なのがスキャナです。もちろんコピー・スキャナ機能付きのプリンタを現地で購入するのもお勧めですが、留学に必要な書類を大使館や留学先に送るのにも必要ですので留学前の購入をお勧めします。また、留学中の水道代や電気代などの書類の保存代わりにも重宝します。

留学後のプラン、そして留学後のプランの中で留学生活を振り返って

　留学費用、減収、臨床から距離を置くことなど不利益も多くあるものの、医局の教授や指導医、同僚、後輩の支えもあり2年間大きなトラブルもなく帰国できたことがいちばん重要な成果かもしれません。帰国後はやはり日

常臨床や教育などに追われ、十分に留学経験を活かしきれていない点もありますが、留学時に得た着想から運動負荷心エコー以外のテーマで科研費をいただくような仕事に結び付けることができました。

　留学はチャンスがあれば思い切って飛び込めとよく言われますが、飛び込むまでがいちばんたいへんだったというのが感想です。飛び込む前からできる限りの準備をしておくことも大事ですが、飛び込んでみて、小さなトラブルを起こして学んだことも多くありました。大きなトラブルでなければ、一つひとつのトラブルも留学の醍醐味として楽しむくらいの気構えで留学に臨んでください。

　2016年6月現在、三重大学の杉本匡史先生がリエージュ大学に留学されています。私が帰国してから2年ほど空きましたが、引き続き日本から留学生が出ていることを嬉しく思います。

　本稿がリエージュのみならずベルギー、ヨーロッパへの留学を志す医師にとってわずかばかりでもお役に立てることを願っています。また、お気づきの方も多いかと思いますが、私は在日の台湾人で台湾国籍を有しており、欧州留学に当たってはパスポートネームである Huang Shih-Jeh と KOU SEISYOU を併記する必要があったり、邦人の留学の苦労とはまたちょっと違った悩みがありました。同様の境遇で留学を考えている方がいらっしゃればご連絡いただけば幸いです。

　最後に、想像以上に英語が通じない環境や、思い通りに進まない仕事・生活に、時には日本に帰りたいと思う私とは違い、日本に帰りたいと一度も言わずに付いてきてくれた妻の存在なくしてこの留学はなし得ませんでした。また Lancellotti 教授とのあいだを取り持ってくださった明石嘉浩教授、鈴木健吾准教授、出雲昌樹先生にこの場を借りて御礼申し上げたいと思います。

COLUMN
University of Liège

杉本匡史
リエージュ大学

2003年	三重大学医学部卒業
2003-2004年	三重大学医学部附属病院第一内科
2004-2008年	松阪中央総合病院内科
2008-2009年	尾鷲総合病院内科
2009-2011年	三重大学医学部附属病院循環器内科
2011-2015年	山田赤十字病院（現：伊勢赤十字病院）循環器内科
2015-2016年	Department of Cardiology, University of Milano, I.R.C.C.S. Policlinico San Donato
2016年〜	Department of Cardiology, University of Liege, CHU Sart Tilman

ベルギー留学に至るまでの経過

　私のヨーロッパ医学留学は、イタリアの長期滞在ビザ取得の失敗から始まりますので、まずはその経過から説明したいと思います。

　私は臨床研究を目的とした留学先として、ミラノ大学附属病院である Policlinico San Donato を選び、2014年10月に招聘状をボスの Marco Guazzi からいただいて留学手続きを開始しました。その時点でイタリアのビザ取得が他国に比べて厳しいとの認識はありませんでしたが、必要書類さえ揃えれば大丈夫だろうと考え、招聘状や無制限の健康保険など、日本で準備できる書類はすべて揃えて旅行ビザで2015年3月にミラノに渡り、住居契約を済ませました。私が契約したマンションは2年以上の契約でないと住居契約はできず、かつ直接現地で契約が必要だったため「長期滞在ビザ取得のために一度日本に帰国するのはしょうがない」程度に軽く考えていました。また、受け入れる側のボスや病院の移民担当者もイタリアの制度変更をあま

り把握しておらず、ビザの取得はすぐにできると考えていたようです。

　しかし、現地で調べれば調べるほど、長期滞在ビザ取得が困難であることが判明してきました。それまでイタリアでは海外からの留学生には学生ビザが発行されていたのですが、就労を目的とした渡伊の手段として学生ビザを使用する手法が常習化したため、法律が改正されました。その結果、それまで学生として一括りにされていたビザが、①就学（学校の入学証明や授業料の納付証明が必要）、②職業訓練（州に認定された施設である必要があり、訓練計画書の提出が必要）、③研究（政府に認定された施設である必要があり、施設責任者は研究者の生活を最低限保障しなければならない）に分けられました。研究ビザはさらに研修・インターン（tirocinio/stage）と科学研究（ricerca scientifica）の2つに分かれます。私の場合、自費と奨学金を留学資金にあてていたのですが、イタリア政府が給与所得の保証されていない留学をすべて却下する方針としたため科学研究ビザを取得しなくてはならなくなりました。ミラノ大学から年間に何百万ものお金を出してもらうことは私の場合無理でしたので、苦肉の策でイタリア語の語学学校（週に20時間の出席義務がある長期コース）に正式に入学したうえで日本に帰国し、イタリア大使館に学生ビザを申請したのですが、「本来の目的とは違ったビザ申請」とイタリア大使館が判断したため却下の判定が下りました。

　この失敗を通じて、事前の情報収集の大切さ、特に実際に留学手続きを行った人から得られる情報の大切さを痛感しました。幸いなことに、欧州留学中の先生方からFacebookを通じてヨーロッパ各国の留学事情・情報を提供いただきましたので、ヨーロッパ内（非イタリア）の研究所に移ったうえでミラノでの研究も継続するといった方法を模索することが可能となりました。この際に得られた情報として、ベルギーは留学先からの招聘状があれば、イタリアのような問題は生じなさそうだと判断できました。また、ミラノ大学のボスからもベルギーのリエージュ大学を推薦先に挙げていただいておりましたので、先に留学されていた黄先生に連絡を取りリエージュ大学への留学を決意しました。その後も日本とイタリアを3カ月おきに往復しながら、

ミラノでの研究とベルギーへの留学準備を進め、2016年2月にベルギーのビザを取得することができました。

留学準備

　私も黄先生と同じく、hosting agreementによるビザ申請を行いました。無犯罪証明書や健康診断書の手続きに変わりはありませんが、2015年3月から「ビザ申請運営手数料」の項目が追加になりましたので注意が必要です。ベルギー内務省入国管理事務所からの通達により、長期滞在ビザ（Dタイプ）申請における運営手数料を直接ベルギーへ入金することが義務付けられ、申請者1人につき215ユーロまたは160ユーロの運営手数料を、ベルギー内務省入国管理事務所の指定するベルギーの銀行口座に振り込んだことを証明する書類を申請書と一緒に提出しなければなりません。私の場合、妻と息子（1歳）のビザ申請も同時に行いましたので215ユーロ＋手数料（本人）と160ユーロ＋手数料（妻）をゆうちょ銀行から別々に振り込みました（ベルギー大使館から詳しい資料を送ってもらえます）。

　また、家族申請をする場合には、滞在中の収入証明、健康保険、住居に関しての書類の提出を求められますが、「留学先機関が収入・健康保険・住居に関して責任を持つ」ことを証明する書類（大使館の担当者がフォーマットを送ってくれます）を留学先機関から発行してもらうことができれば、上記3つに関する細かい書類は免除されます。私の場合、保険や住居に関する費用は全て自費でしたが、留学先のボスに事情を説明したところ書類を発行してもらうことができました。この書類がない場合、ビザ申請前にベルギーで住居の賃貸契約を交わし住居証明を作成する必要があります。さらに最低3カ月間の契約が必要となりますので、渡欧後にホテルで仮住まいしながら住居を探す場合に仮住まいの出費がかさみます。

　ビザ申請に必要な手続き全般に関しての印象ですが、ベルギーは留学先からの招聘状に信頼が置かれているため、研究者として正式な書類（hosting agreement）を留学先の機関に発行してもらうことができれば、長期ビザの発行も比較的順調にいきます。実際には自費であっても留学先の機関が身元を保証してくれることで解決される手続きがあることは、日本からの留学生にとって魅力の1つだと思います。ただし、あくまでも留学先の責任者が理解を示して協力してくれたらの話ではありますので、事前の情報収集と交渉が非常に重要であることは間違いありません。

留学中の生活基盤

　妻と息子を連れて2016年2月末に渡欧し、バケーションレンタル（家具付きアパート）に仮住まいを構えて生活基盤を整えました。事前にFacebookでリエージュ在住の日本人の方々と連絡を取り合っていましたので、渡欧後すぐに各手続きを開始することができました。

　まず、ベルギー入国後8日以内に管轄の区役所で正式な滞在許可申請手続きを開始するようベルギー大使館から指示されていましたので、リエージュの市役所で手続きを行いました。役所によって対応が変わるようですが、簡単な英語が通じる担当者が何人かいて、仮住まいであることを伝えたところ住所が決まったら再度来るようにと説明を受けました。

　住まい探しは日本にいる時からインターネット[※1]で行っていましたが、メールでの問い合わせに対して返信は1つもありませんでした。リエージュで知り合った友人にフランス語でメールを送ってもらいましたが、やはり返信がないため、フランス語で電話をかけてもらったところ大家さんと連絡が取れました。当初は家具付きの物件を探していましたが、物件数が少なく、良い物件はすぐに売れてしまうため、すぐに契約できる家具なしの物件を契約することにしました。内装に2週間必要と言われましたが、実際には3週間かかったので仮住まいのアパートを延泊して内装の完成を待ちながら、

※1　IMMOWEB：http://www.immoweb.be/en/

家電量販店に冷蔵庫、洗濯機、テレビなどを買いに行き、IKEAに寝具や家具を買いに行きました。

　住所が確定した後に、賃貸契約書を持参して市役所で滞在許可申請の手続きを行いましたが、ビザ申請の際に必要とした多くの書類は提出を求められず、パスポート、アポスティーユ翻訳付き戸籍謄本およびhosting agreementを確認されただけでした。滞在許可証の発行に関しても、留学先からの招聘状および長期滞在ビザが尊重されている印象でした。渡欧後の1カ月間は生活基盤の整備にほとんどの時間を割きましたので病院には数回しか行けませんでしたが、病院のスタッフも状況を理解してくれておりましたのでたいへん助かりました。

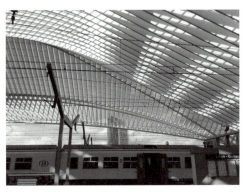

写真1　リエージュ＝ギユマン駅

イタリアとベルギーの違い

　1年間に2カ国の留学手続きを行ったことで、大使館の対応に大きな違いがあることを体験しました。イタリアの大使館はメールや電話での問い合わせに対して返事があったりなかったりで、あっても非常に断片的な情報しか与えてくれませんでした。ベルギーの大使館はメールの返事が早く、過不足なく準備された留学手続き書類をファイルにまとめてメールに添付してくれました。あくまで私の印象ですが、イタリアはビザの不正取得を取り締まることに多くの労力を割く必要があるため、ビザに関する情報を申請者に与えないようにしているのに対して、ベルギーは多くの国際企業や政府機関からビザの申請があるため積極的に情報を開示しているのかもしれません。

第 **8** 章

奨学金の申請と取得について

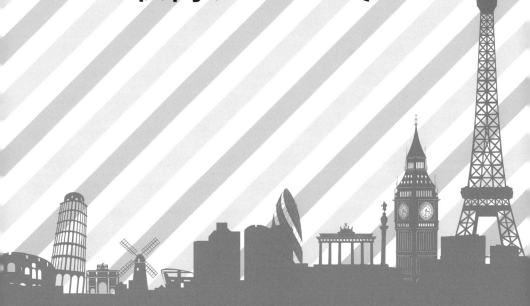

奨学金の申請と取得について

末永祐哉

University Medical Center Groningen

2005年　鹿児島大学医学部卒業
2005年　亀田総合病院初期研修医
2014年　Research Fellow, Department of Cardiology, University Medical Center Groningen
2016年　日本学術振興会海外特別研究員

留学とお金

　おそらく本書を手に取っている方々の頭のなかにある留学の現実味は、かなりばらばらだと推測します。こんな言葉から始めるのは非常に気が引けるのですが、留学における費用の問題は、皆さんが考えているよりも数倍深刻です。もしかしたら、なかには完璧にシミュレーションできている方もいらっしゃるかもしれませんが、個人的な感想としては圧倒的にそうでない方が多いと思いますので再度言わせてください。「本当に深刻」なんです。なぜそんなことを言えるのかって？　それは自分自身が身をもって体験した（いや、まさに今"している"）からです。

　私自身の性格がそもそも大雑把で楽観的なことは認めます。どちらかと言うと節約家でもないですし（浪費家とも思いませんが）、必要なことだと思うことにはあまり躊躇なくお金を使うタイプです。ただし、こういう個人的なものを全部差っ引いたとしても、私自身は金銭面で苦労しました。留学中の資金・経済的な問題は留学を少しでも考えているならまず考えるべきこと

（もしかしたら留学先よりも優先するかもしれません）でしょう。この章では、少しでもこれから留学を考えている方のためになれば、という思いで自分の経験をもとにこの大問題について少し書かせていただこうと思います。

留学の前に考えるべきお金のこと

さて、一口に留学に必要な資金と言ってもばらつきがあり過ぎて、一般性をもって語ることはとても難しいです。なぜなら、留学する方それぞれの条件に大きなばらつきがあるからです。

当たり前のことですが、どんなに支出が多くても収入がそれを上回れば何の問題もないわけです。ですので、支出と収入を別々に考えましょう。収入はさまざまな手段を用いて多少変動させることが可能ですが、海外における支出を変動させるためには、連れていく家族を減らす（家族連れ→単身赴任にする）か、留学先を変えるくらいしかインパクトの大きな方法が私には思いつかないので、まずは支出からいきましょう。

1. 支出

留学中の支出の大きな独立寄与因子としては、係数が大きい順に（毎日統計解析ばかりしているとこんな言い方になります。気にしないでください）、①家賃（水道・ガス・電気代含む）、②家族、特に子どもの人数と年齢（学費が必要か）、③保険料、④物価の順かと個人的には思います。②は結果として④との掛け算になるのでさらに重みを増します。

①家賃

家賃はたとえどこに留学するにしろ支出のうち大きなウエイトを占めることでしょう。そして留学先がどこかによって大きくばらつく項目でもあります。にもかかわらず、留学してから（もしくはする前に）最初に行わないといけないことが住居を決めることであり、一度決めるとそう簡単には変えられるものでもないので厄介です。

住居は、①前任者がいたのでそのまま入る、②前任者がいないが留学先施設が斡旋してくれる or 手伝ってくれる、③全くそういうのはないのですべて自力、の3パターンくらいだと思いますが、①と②はよいとして、③であればよくよくその留学先の住宅事情を調べて行くことと、数日から数週間のホテル住まい（これもお金がかかります）をする覚悟（と手ごろな値段のホテルの確保）をして行かれることをお勧めします。

②家族

これは単純に食費が増えていくだけではなく、保険料・学費・車を購入する必要性等、さまざまなことに影響を及ぼします。特に学費に関しては、もし英語圏以外に留学し、お子さんが学校に通う年であればインターナショナルスクールに入学されることを考える親御さんも多いかと思いますが、やはりそれなりの金額が学費としてかかります。また、学校にも必ずしも空きがあるとも限りませんので、ある程度インターネットでリサーチしてから行かれることをお勧めします。個人的な意見を述べさせていただくと、他のどの項目を削っても、可能であればこの項目はぜひ保持することをお勧めします。つまり、ぜひご家族と行ってください。

私は妻と4歳になったばかりの娘1人と渡欧しましたが、彼女たちには本当に精神的に救われてきました。もちろん彼女たちもたいへんな思いをしたでしょうが（というかまだ半分以上残っているんですが……）、特に娘が外国人だらけのクラスで socialized され、英語（と少しのオランダ語）を凄まじいスピードで覚えながら立派にがんばる姿には、本当に何度も励まされました。職場には日本人はいないので、家では妻と話す時が唯一日本語で話せる時でした。私自身も小学校前後に数年アメリカのシアトルの現地校に通っていた経験もあるのですが、自分の性格や考え方にポジティブな影響を与えたと思っています。ぜひ、可能であればご家族で留学することを個人的にはお勧めしたいです。

③保険料

これも馬鹿にできない金額になりますが、入らないわけにはいきません。

ただし、身分にもよりますが大学の職員であれば割引がある保険等がある可能性があるので、ぜひ施設にも問い合わせてみることをお勧めします。

④ **物価**

これもじわじわ影響を受けます。特に家族連れで留学すると食費等に影響するでしょう。ただ（当たり前ですが）あなたが国際的なフィクサーでもない限りここに介入することもできないので、近くに安いスーパーマーケットを探してそこを利用することくらいでしょうか。

2. 収入

あり得るパターンとしては、①元所属施設からいくらか出る、②留学先からいくらか出る、③全く出ないので自腹、だと思うのですが、まあ①と②は十分な額が出るならそれでOKでしょう。①と②で足りないなら貯金を切り崩して充てるか、他からの収入があっても申請できる留学助成を探すことになります。足りない額がそれ程大きくないなら、留学期間にもよりますが200万円、300万円など単発の助成でも事足りる可能性もありますのでその場合は助かるでしょう。ただし、先に述べたように一部の助成金は他からの収入がないことを条件としているものもあるのでその点に注意が必要です。

さて、いちばん多いのは③（特に欧州は留学先から給料が出ることはまれである印象があります。経済状態も関係しているかもしれません）だと思われるのですが、この③の状況の経験者として何がいちばんたいへんだったかというと、「留学先が決まっていないと多くの助成金に応募できないこと」と「助成金獲得の確率を上げる明確な方法がない」ということだと思っています。

前者に関しては、私が知る限り、ほとんどの留学助成金は「すでに受け入れを了承されている留学先があること」を応募の条件にしています。つまり「助成金が取れたら留学を考えようかな」という、至極まっとうな（今にして思えば）順序ではなく、まず助成金を取れるか取れないか不確定な状況で

留学先の交渉を具体的にして確約を得る必要があります。私は留学前にはあり得ないくらい楽観的だった（正直に言って「まあ、1つくらいは間違いなく取れるだろう」と思っていました……）ため、それほど深く考えずに今の施設のスーパーバイザーと面接している時にも「まあ、お金のことはどうにかするのでとりあえず行きます」という感じでした。そんな無計画な人はなかなかいないと思いますが。ただこれは、多くの施設は「とりあえず受け入れを了承していただいて、そのうえで資金を確保できたら行きます」ということでOKというところが多いと思うので、それほど問題にはならないかもしれません。

　でも、せっかく留学先と具体的な話までしているのに助成金が取れなくて行けなくなった、というのはちょっと辛い気もします。また、多くの助成金はだいたい支給の1年前くらいから申請を受け付けるので、留学開始予定期日の1年前までにはどの助成金に応募していくのかは決めておいたほうがよいと思います。また、一部の助成金はホームページ上などで掲示されている申請期日よりも1、2カ月ほど前にまず学内選考があることもあるので、大学等に所属されている方はこの点を確認する必要があります。

　さて、次に後者です。これがとにかく自分には問題でした。臨床研究を始めた時から、ぼんやりと「いつかは少しでも海外で研究ができたらいいなあ」とは考えており、そのためには留学助成金が必要になるであろうことは予想していました。その当時、ざっと各種留学助成金の応募要項をレビューして考えたことは「どの留学助成金も応募者に提出を要求してくる書類の内容は多少の違いがあるものの、ほとんど一緒。ということはいちばん差が出るのはどの助成金の応募書類にも記載が要求されている『業績』の欄だ！」ということでした。つまり、ほとんどの留学助成の選考で面接が行われず、書類選考のみで決まる以上、業績が非常に大きなインパクトをもつだろう、と考えたわけです。ということで、留学を希望していた私は臨床研究の経験を積むと同時に可能な限りその結果を論文化することを心がけました。もちろん、これが論文を書くプライマリな理由ではなかったのですが、「きっと自分の

業績はいつか自分の人生を助けてくれる」と思っていました。医師5年目の2010年に初めての症例報告をpublishしてから、研究→学会発表→論文化というサイクルをひたすら繰り返しているうち、実際に留学の準備をし始めた2013年ころには筆頭著者でインパクトファクターがついている英語論文を10本以上書いていました。それと同時に留学先の上司との面接を行い、受け入れを正式に承諾していただき、留学を2014年9月からと決めました。

　先ほど述べたように、「留学助成は業績で決まる→結構業績積んだ→1つくらいは通るでしょ！」という説を完全に勝手に信じ切っていたため、留学先から正式に受け入れ承諾をいただき申請可能になった時点から、いくつかの留学助成に応募していきました。

　以下に、各種助成金をチェックする時に参考となりそうなことを挙げておきます。

・研究テーマに制限はあるか？
・博士号は必要か？
・日本の研究施設に所属していなければならないか？
・1施設（日本の所属元施設）から複数名申請できるのか？　それとも1施設1名のみ？　そもそも申請できないのか？
・締め切り後や、落選した場合に翌年再度申請できるか？
・推薦状は何通必要か？
・語学力の要件はあるのか？
・毎月の受給額、何年受給できるのか？
・他の研究助成、留学助成や留学先からの給与を受給できるのか？
・金銭面以外でのサポート（ネットワーク等）があるか？
・研究地を離れること（出張や帰国）に制約があるか？

3. ケーススタディ

　さて、具体的に私の場合はどうだったかをお話しますが、私のケースは「家

族（妻と4歳の娘）で渡欧」、「所属していた病院と留学先からの収入はゼロ」、「医局に入っていないのでそちらからのサポート等なし」、「家は留学先にいらっしゃった日本人の外科の先生が住んでいたところをそのまま借り受け」という状態でした。基本的には無収入でしたが、SUNRISE.Lab[※1]という若手循環器内科医の留学をサポートしているグループのレポーターを世話人の先生方のご厚意で1年務めさせていただき、50万円ほどいただいておりました。これは本当に助かりました。

　ただ、前述したように、まあどこか留学助成金に通るだろうと考えていました。図にその結果を時系列に記します。結果からいうと4つほど続けざまに落ち、「もうこれでダメだったら2年くらいで帰国しなきゃなあ」と考えていたところ日本学術振興会海外特別研究員（以下 海外学振）に採用となり、どうにか留学を継続することができました。

　落ちた4つの海外留学助成金については、どのようにすれば採用してもらえるといったようなアドバイスはできません（だって不採用だったもの）。ただ、海外学振については少しアドバイスできるとすれば、2点です。申請書はひたすら作り込むことと、筆頭著者で論文を可能な限り多く出しておく（個人的には業績欄が強みになるラインは筆頭著者10本前後だと思っています）ことです。先に「助成金獲得の確率を上げる明確な方法がない」と書きましたが、海外学振でのこの2点は別だと思います。

　日本学術振興会のウェブサイトから過去の採用者一覧を見ることができますが、当初テーマを見る限りそのほぼすべての採用者が基礎研究に従事していることから「臨床研究をテーマとした留学で海外学振に採用されるのは難しいのか」と思っていました。しかし、この1、2年で自分の周りの知り合いだけでも、循環器内科医で臨床研究をテーマとして海外学振に申請した人（3人ですが）すべてが面接免除で採用されました。全員の共通点は「筆頭著者として英文のpeer reviewed journalに論文が10本以上あったこと」

※1　SUNRISE.Lab：http://sunrise-lab.net/

です。考えれば1,000万円以上を国民の皆さんの税金からいただくわけですので、自分が他の優秀な申請者のなかでそれに見合う能力があることをアピールするのは容易なことではありません。ただ、これまできちんと論文を筆頭著者として書いているというのは、自身の研究者としての能力を客観的に示すものだと思いますし、大げさではなく、私は自分の研究者としてのこれからのキャリアをこれまで書いてきた論文たちに救われた、と感じました（おそらく海外学振に採用されなかったら、現在の環境でのキャリア継続はあきらめざるを得なかったでしょうから）。留学助成金に落ち続け、海外学振が決まるまではお金のことがいつも頭にあり辛かったので、皆さんはより計画的に経済面をプランされることをお勧めします。と言っても考えすぎるともう留学自体をしないほうがよい、ということになりかねないので難しいところですが。

おわりに

　留学中の経済的な問題は本当に深刻です。ただ、ここさえクリアできれば留学がぐっと現実味を増すので、ぜひ普段からアンテナを張り、情報を集め、よくよく準備して望んでください。奨学金をとって留学するのは、経済的な助けになるだけではなく、あなたの履歴書、つまりCV（Curriculum Vitae）に一生残るものですし、今後のキャリアを助けてくれる可能性も十分にあります。そして、私としてはやはり論文を書いて業績を重ねることは、自分の研究者としての能力のとても客観的な指標となりますので、ぜひ忙しい臨床のなかでもClinical Questionを見つけたら研究を行い、論文化までがんばってみてください。私の留学はまだまだon-goingですが、とても成功しているとは言えず、人生は何が起こるかわかりません。でも私はこの文章を読んでいただいている皆さんの留学がうまくいくよう願っていますし、何か私にできることがあれば学会で声をかけていただいてもメールを送っていただいても構いませんので連絡をいただければと思います。Good Luck!!

2013年

8/27 臨床薬理研究振興財団
海外留学助成申請

?/? 落選

11/25 日本心臓財団・バイエル薬品
海外留学助成申請

2014年

2/27 日本臨床薬理学会
海外研修員申請

5/24 2次選考

6/9 落選

3/3 落選

6/11 公益財団法人アステラス
病態代謝研究会
海外留学助成申請

8/19 渡欧

11/7 落選

2015年

5/10 日本学術振興会
海外特別研究員申請

8/7 面接免除内定

図 私の奨学金の申請と取得までの流れ

表1　研究助成金

助成金名	応募期間	URL
公益信託循環器学研究振興基金（研究助成金及び褒賞）	2016年6月1日〜7月29日	http://www.smtb.jp/personal/entrustment/management/public/example/
日本心臓財団研究奨励事業	2015年9月1日〜10月15日	http://www.jhf.or.jp/josei/post/
日本心臓財団・アステラス「動脈硬化Update」研究助成	〜2016年5月13日	http://www.jhf.or.jp/josei/update/
万有生命科学振興国際交流財団	2016年4月1日〜6月20日	http://www.banyu-zaidan.or.jp/category/research

※応募期間は直近に行われた募集情報です（2016年6月現在）

表2　海外から応募できる助成金

助成金名	URL	大学に所属	博士号	助成金額	応募期間
海外学術振興会	http://www.jsps.go.jp/j-ab/	不必要	必要	500万円	2016年3月中旬〜5月9日
上原記念生命科学財団	http://www.ueharazaidan.or.jp/	不必要	必要	既に留学中の者：既婚者360万円、独身者300万円	海外から応募の場合〜2016年8月31日
本庄国際奨学財団	http://hisf.or.jp/sch-j/abroadabroad.html	不必要	必要	留学が1〜2年の場合：月額20万円	2016年2月1日〜4月30日

※応募期間は直近に行われた募集情報です（2016年6月現在）

表3　留学助成金

助成金名	大学に所属	博士号	年齢制限
日本心臓財団・バイエル薬品海外留学助成	不必要	不必要	40歳未満
内藤記念海外研究留学助成金	必要	必要（取得後7年以内）	40歳以下
万有生命科学振興国際交流財団	不必要	不必要	40歳未満
福田記念医療技術振興財団	不必要	不必要	40歳以下
住友生命福祉文化財団	書類は大学事務経由で送付	必要	39歳以下
かなえ医薬振興財団	──	不必要	35歳以下
日本臨床薬理学会	──	不必要	40歳以下
臨床薬理研究振興財団	不必要	不必要	45歳以下
アステラス病態代謝研究会	不必要	不必要	なし
先進医薬研究振興財団	不必要	必要(あるいは同等の能力)	39歳以下
日本学術振興会海外特別研究員	必要	必要	なし
Marie Curie Actions	不必要	必要	──
Canon Reserch Fellowships	不必要	不必要（但し10年以内にMasterを取得している事が必要）	

※応募期間は直近に行われた募集情報です（2016年6月現在）

助成金額	応募期間 ※直近に行われた募集情報 （2016年6月現在）	URL
300万円	2015年10月1日〜 11月30日	http://www.jhf.or.jp/josei/bayer/
450万円	2016年10月3日	https://www.naito-f.or.jp/jp/joseikn/jo_index.php?data=detail&grant_id=RYU
400万円	2016年6月1日〜 9月15日	http://www.banyu-zaidan.or.jp/fellowship/org/org_entry_2016.html
100万円	前期：2016年4月26日 後期：2016年12月31日	http://www.fukudakinen.or.jp/recruit/kokusai.html
150万円	1回：2016年5月20日 2回：2016年9月20日 3回：2017年1月31日	http://www.ssj.or.jp/
120万円	2016年6月1日〜 7月31日	http://www.kanae-zaidan.com/aid/study_abroad.html
400万円	2016年2月末	http://www.jscpt.jp/seido/kaigai/kensyu.html
350万円	2016年8月末	http://www.rinyaku-fdn.or.jp/jigyou2.html
400万円（所属先等からの収入がある場合は最大200万円まで減額）	2016年4月1日〜 6月15日	http://www.astellas.com/jp/byoutai/assist/abroad.html
200万円	2016年4月1日〜 6月15日	https://www.smrf.or.jp/
約380〜520万円	〜2016年5月9日	https://www.jsps.go.jp/j-ab/ab_sin.html
プログラムにより異なるので詳細はWebサイトを参照	—	http://ec.europa.eu/research/mariecurieactions/apply-now/open-calls/index_en.htm
22,500〜27,500€/年	2016年9月15日	http://www.canonfoundation.org/programmes/research-fellowships/

奨学金申請のチェックポイント

(金子英弘)

どの奨学金に応募する？

- [ ] **まずは、奨学金をリストアップ！**

  日本国内
  ・公的奨学金（各種財団、学会などが募集するもの）
  ・私的奨学金（企業その他が募集するもの）
  ※受入国（留学先）でも応募可能なものがあるので調べてみてください！

- [ ] **応募条件・受給条件の確認**

  応募条件に関しては、
  1) 申請期限
  2) 研究分野指定の有無
  3) 博士号の要否
  4) 年齢制限
  5) 語学要件
  6) 推薦状の必要数、推薦者に関する指定（海外1名以上など）
  7) 留学後でも申請可能かどうか
  8) 他の奨学金との併願可否
  などの点を確認してください。
  受給条件としては、受給額、年数、他の研究助成・留学助成や留学先からの給与受給の可否、研究地を離れること（出張や帰国）に制約があるか、金銭面以外でのメリット（ネットワーク・ステータスなど）があるかなどを調べて、留学計画にマッチしているかを確認する必要があります。

- [ ] **スケジュール：申請期限からの逆算を！**

  奨学金申請にあたり、多くの場合は、
  ①留学先を決める→②受入許可証明の受領＆研究計画の詳細について同意を得る→③書類を作成・推薦者からの書面取得→④研究助成に応募する、という流れになります。それぞれのステップに予想以上に時間がかかることが多いですので、申請期限から逆算して、できるだけ余裕をもって計画を立てることが必要です。

申請書への記入

科研費などの競争的研究資金の申請と同様に、以下のような内容は必ず盛り込むべきポイントだと思います。内容が重要なのはもちろんですが、書式・図表を工夫し、見やすく、わかりやすく記載することも大切です。

- [ ] **研究計画が新規性、インパクト、意義のあるものであること**

  基礎研究でも臨床研究でも先行研究との関係、新規性、学術的意義やインパクトについて明確に説明することが重要だと思います。

- [ ] **研究計画を実行し、実現できる可能性が高いこと**

  研究計画が緻密かつ実現可能性であることを、受入先研究機関の当該研究テーマにおける業績・ポテンシャルや、申請者自身のこれまでの専門領域や研究実績などに触れながら具体的に説明することが必要です。

そして、最後にもう一度、誤字脱字、スペルミス・文法ミスがないことなどを確認して提出してください。

第 **9** 章

ヨーロッパ医学留学
ホンネ座談会

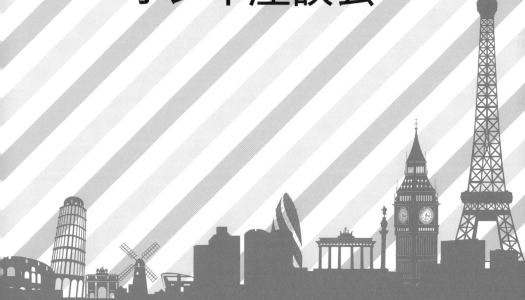

ヨーロッパ医学留学ホンネ座談会

本書の体験談のなかでも各国の事情について詳しくお話しいただきましたが、ここでは各国の事情を比較しながら、それぞれの国の特徴や、「ヨーロッパ留学」そのものの特徴をお伝えします。

〈参加者（50音順）〉

梅本朋幸先生（2015年からイタリア留学中）
Ospedale Civile di Mirano

成瀬代士久先生（2014年からオランダ留学中）
Leiden University Medical Center

金子英弘先生（2014年からドイツ留学中）
Heart Center Brandenburg

末永祐哉先生（2014年からオランダ留学中）
University Medical Center Groningen

黄 世捷先生（2015年にベルギーから帰国）
聖マリアンナ医科大学

留学手続きはケースバイケース

編集：本日はお集まりいただきありがとうございます。梅本先生は後ほど合流される予定ですので、はじめは4人の先生方にお話を伺っていきたいと思います。まず、体験談を読ませていただいて大きなテーマだと感じたのは、「留学前にどうやって情報を集めたか？」だと思います。行く前に得ていた情報と、行ってみたら違っていたということもあるかと思いますが、そのあたりはいかがでしょうか？

金子：僕の場合、まずいちばんショックを受けたのは、ドイツの滞在許可申請ですね。ここはいちばん大事なところだと思ったので、ドイツに来る前に

ベルリンの役所に問い合わせをして、僕が該当する滞在許可の種類を問い合わせてメールの形でももらっていたのですが、いざ行ってみると役所の担当官は全く違う対応でした。結局、「これは違う。

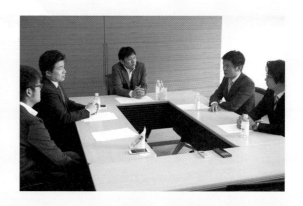

本来あなたは滞在許可が取得できる立場じゃない。でも奨学金のこともあるから、特別扱いだよ」といった感じになって、特別枠みたいなものがパスポートにも書かれています。もちろんルールがないわけじゃないですが、最後は担当者次第というところがありますね。

成瀬：オランダは移民局でビザが出ますが、何のトラブルもなかったですね。渡航する前に留学先の秘書や人事課の人が必要な書類を挙げてくれたので、それを送ったら留学先の施設が移民局に申請をしてくれて、滞在許可、労働許可が下りるという書類ができた時点で渡航しました。オランダに行ったら「とにかくImmigration office（入国管理局）へ来てください」ということだったので一度Immigration officeに行って、写真を撮ったら「カードができたら職場に連絡するから、取りに来て」という感じでした。

末永：Immigration officeってどういう手続きですか？

成瀬：渡航する時は観光ビザで旅行として入りました。

末永：航空券は往復で買ったんですか？

成瀬：片道で買いました。

末永：片道で買ったら、空港でチェックインする時に「帰ってこないということになる」と言われませんでしたか？

成瀬：日本の空港では言われました。ですので、留学先の人事課から送られてきた中にImmigration officeの許可を示す書類があったので、それを空

港のカウンターで見せました。「オランダ入国の際にも必要かもしれないので、求められたらこの書類を見せて説明してください」と言われましたね。
黄：僕は在東京ベルギー大使館からパスポートにとりあえず入国用ビザみたいなものをもらって、これを渡航後1週間以内に役所（コミューン）に持って行きなさいと言われました。そこから書類申請して2カ月ちょっとでようやく長期滞在許可とIDがもらえました。給料は留学先からもらわないけど、一応臨床に従事するから就労ビザだろうと思って聖路加国際病院で健康診断を受けたり、無犯罪証明や婚姻証明など一通り全部揃えて留学先に送り、労働省みたいなところに問い合わせてもらったら実際は就労ビザは不要であっさりとホスティングアグリーメントだけで入国・滞在許可が出ました。留学先から一切収入をもらわないつもりであれば、書類が少なくて済むのでお勧めですね（現在ベルギー留学中の杉本匡史先生のコラム参照、194ページ）。
成瀬：同じ時期に、同じオランダに行っているけど、仮のビザが必要って言われたり、必要ないと言われたり。
末永：たしかにそうですね。
成瀬：本当に対応が個々で違うので、「僕たちはこうでしたよ」とは言えるのですが、結局はケースバイケースで、その場の状況で自分が対応するしかないというところはありますね。
黄：そのやり取りは全部英語ですか？
成瀬：オランダのいいところは、英語ですべて事が進むので、書類に関しても、ドイツなら必ずドイツ語訳が必要だと思いますが、ほとんど英語訳で受け入れてもらえます。
金子：ドイツは英語を話せる人もいるのですが、例えば役所の人たちも全員が英語を得意としているわけではないので、やはりこちらがドイツ語でコミュニケーションを図ったほうが、好意的に受け取られると思います。
黄：悪循環ですね。
金子：英語のレベルは、おそらくオランダと全く違うと思います。
黄：オランダは、国の宣伝CMでも「英語はほとんどみんなしゃべれます」

とPRしていますもんね。

成瀬：そうですね、それは嘘じゃないですね。

黄：ベルギーも、北のほうはフラマン語という半分オランダ語みたいな言葉が使われていますが、英語も話せます。そして、ブリュッセルを挟んでワロン地方へ行くとフランス語圏に入って一気に通じなくなります。

交渉して自分で得る

成瀬：手続きの面だけではなく、自分の働き方の面でも、事前に思っていたことと実際行ってからでは違うと感じることがあります。同じオランダでも施設によったり、自分の留学のしかたによって違いがあります。僕はどちらかと言えばリサーチフェロー的な感じで、臨床研究というか、リサーチの仕事におもに携わって、手伝いでアブレーションに入るぐらいの気持ちで留学したのですが、実際に行ったらカテーテルのトレーニングがメインのポジションになりました。それはLeiden大学の仕組みでもあるのですが、「リサーチはPh.D.studentがやるものだ」という流れがあって、Ph.D.studentが学位を取るために論文3本くらいをファーストで書かなければならず、メインのスタディはすべて大学院生に任せられます。そのなかで、「自分は研究をしたいんだ」ということをアピールして、自分のやりたいことをやらせてもらうのに半年ほど時間がかかりました。

黄：僕も、もともと技術を学ぶ目的もありましたが、メインは研究と考えて行ったのですが、1年目はほとんど臨床で検査をしていま

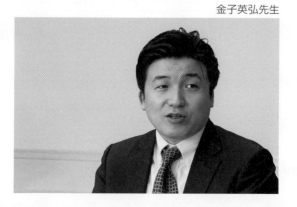

金子英弘先生

した。リエージュには心臓超音波検査技師さんがいないので、自分の欲しいデータは自分で取らなければなりません。この経験がなければ2年目も欲しいデータが取れなかったので、結果的にはよかったのですが、1年目は完全に検査の要員に組み込まれていて、留学先でこんなに臨床をしているとは思いもしませんでした。

成瀬：研究が進まない焦りもありましたか？

黄：そうですね。ありましたね。

成瀬：だからファイトしなければならない。

金子：僕のドイツでの大家さんが日本人の方なんですが、日本と違ってルールが杓子定規に決まっているわけじゃないと言われました。イメージとしては、サッカーを11人対11人でやるよといったルールが大まかにあって、何かあった時には個々で交渉するという感じだと思います。日本よりは少しがんばり気味に主張して、少しずつ自分の領土を広げて勝ち取っていく。日本ではそこまで言ったらダメだろうということまで言っても、全く「OK、OK」で仲が悪くなるようなこともありません。

成瀬：同じ日本人で、同じ時期に、同じ教室の同じボスに付いていても業務内容が違うということもありました。たしかに、個々のレベルで交渉して、どのようにやるかを決めるしかない。

黄：成瀬先生は前任者がいらしたのですか？

成瀬代士久先生

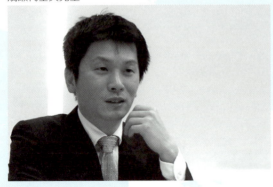

成瀬：筑波大学からは初めてでしたが、北海道大学から来ている先生が1年前からいて、1年間は一緒に働いていました。

黄：留学前、事前に連絡を取られていましたか？

成瀬：そうですね。メールでちょっとやり取りしていました。
黄：日本人の前任者の方がいるかどうかで大きな差がありますよね。
成瀬：違うと思いますね。
黄：留学先もこちらの扱いに慣れていますしね。僕の場合は、リエージュ大学に日本人の研究者夫妻がいて、ここに行けば買い物ができるとか、日常生活の事細かなところを最初に教えてもらえたので、仕事のことはわからないけど、生活はこれでやっていけるという感覚でした。
末永：僕はPubMedで調べて、外科の先生がフローニンゲンにいることがわかったところで「フローニンゲン ジャパン」で検索したら、その先生がヒットしました。それで知り合って、だいぶん助けてもらいました。
黄：PubMedで探して、そこからfacebook。現代的な方法ですね。
末永：FacebookなどのSNSがなかったら、個人的にコンタクトを取る方法は少なかったでしょうね。

ヨーロッパ留学者のオアシス？

黄：皆さん、留学先の食事は口に合いますか？
末永：合うかどうかと言えば、合わないですね。
成瀬：ベルギーは間違いなく美味しいですね。レストランとか行くと嬉しくなります。
黄：オランダは素朴な味ですよね。以前に行った時に「味付けしたのかな？」というくらい薄味の蒸し鶏が出てきて、ソースもなくて困りました。
末永：質素でしょう？
黄：食事は家で作って食べることが多いですか？
成瀬：食材自体はいろいろ手に入りますよね。海も近いし。
黄：そうですね。リエージュでは魚の種類はちょっと少ないですが手に入ります。日本の調味料も手に入るので、日本の味付けで食べられます。
末永：友だちのスペイン人に、スーパーに見たことがない野菜があったので

どうやって食べるのか教えてもらったりします。そういうのは楽しいですね。食べたら美味しかったです。

黄：しかも安いですよね。

末永：安いですね。

成瀬：国によりますが軽減税率で食品は税率が低いからですね。

黄：外食すると 21%、通常は 12%、野菜は 8% とかですね。ベルギーの税率が高いので、住んでいたところがドイツに近いところだったこともあって、1、2 カ月ごとに、1 時間走ってデュッセルドルフでよくまとめ買いしていました。

成瀬：デュッセルドルフはパラダイスというか、オアシスですよね。

黄：そう、ヨーロッパ留学者のオアシスみたいなところ。

成瀬：日本人が 5,000 人くらい住んでいるそうです。

黄：100 人に 1 人が日本人だと聞きました。

成瀬：だからラーメン屋もあるし、居酒屋や焼き鳥屋、日本食スーパーもあります。日本的なパン屋もあって、メロンパンやあんパンも買えるそうです。

金子：インマーマン通りというのがあるんですよね。今は日系の商社などがちょっとずつ減っているみたいなんですが、一昔前は街で「〇〇さ〜ん」とか「こんにちは〜」みたいな声が普通に聞こえてきて、日本語だけで生活できたそうです。

成瀬：看板やチラシに日本語があふれていますしね。

金子：スーパーは充実しているし、日本の本屋さんもありますね。

成瀬：あそこは本当にパラダイスです。今までに 2、3 回行きました。

末永：そんなに行ったんですか？

成瀬：そんなに行きました！ もうすぐ春休みで、子どもの日本語補習校（土曜日）が休みになるから、また行くと思います。

日本的な働き方＋ちょっと自己主張

―ここから梅本朋幸先生が合流―

梅本：こんにちは。

編集：よろしくお願いします。ここまで前半は4人の先生方に生活のことを中心にお話しいただいてきましたが、ここからは留学先での仕事面について伺っていきたいと思います。

成瀬：仕事の面で、日本と違うところは当然ありますね。ただ、オランダだからかどうかわかりませんが、わりと日本と同じところもあります。例えば上下関係がしっかりあります。「上の人が言ったことは絶対」とまではいかないけど、あまり口答えしないとか、言われたことは「ハイ」と言ってやるとか。例えば、上の先生より早くカテ室に来てちょっと情報を調べておいたりとか、自分ができることは準備しておいたりします。手技が終わった際も、オペレーターが手を下ろしたら止血しに行くとか、上下関係でちゃんと下の者が動きます。それがしっかりできているとチャンスを与えてもらえることもあります。欧米は個人主義だと言われますが、すべてにおいて当てはまるわけではないのかもしれません。

梅本：イタリアのボスは朝は遅いですし、仕事が終わったらすぐ帰っちゃいます。でも、成瀬先生と同じで、意外と日本的なものが受け入れられる印象はあります。私の留学先では、今まで日本人がいなかったので、相手も値踏みをするというか、どういう人間なのか見られて

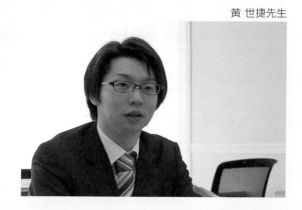

黄 世捷先生

いたように思います。そのため、留学した当初は率先して止血をして、朝は誰よりも早く行くようにしていましたが、そうしたところを認めてくれていたことは感じました。ただ一方で、僕が何をやりたいかというのはやっぱり自分が意思表示をしないと、さすがに向こうからは何も言ってもらえません。雑巾がけばかりしていても、「好きでやっているんじゃないか」と思われてしまいます。僕が「論文を書きたい」とか「データが欲しい」と言って初めて動き出します。そのため気をつけているところというと、日本人的な態度を見せつつ、でも欲しいものは口でしっかり言わないともらえないと思っています。

金子：いや、全くその通りだと思いますね。成瀬先生もおっしゃったように、ドイツも圧倒的に、日本以上に部長、プロフェッサーの権限が強いので、そんなの日本だったらオーベンクラスで決めるだろう、あるいは僕たちのレベルでも決めるようなことでも、事細かに教授や部長に報告したり、判断を仰ぎます。僕がどういうカテーテルをしていいかというのも部長のひと声ですべて決まります。ただ働き方という点で言うと、梅本先生がまずおっしゃったように、間違いなく日本人的な働き方というか、勤勉だというのは、恐らく世界共通で評価されています。ただし、「これだけがんばっているのを見てもらえたら、いつかはチャンスをくれるだろう」と思っていたら、いつまでもチャンスは来ず、悔しい思いをすることになります。日本人的な勤勉さがベースにあって、そこでもうちょっとだけ意見を言ったり交渉ができれば、日本人は世界最強になれるんじゃないかと思うんです。

成瀬：ドイツ人も勤勉な印象がありますね。

金子：よく日本人とドイツ人は似ているって言われますが、全く違うと思います。勤勉は勤勉なんですが、日本人みたいに朝早く来て上司より遅くまでいるみたいなのは全く求められていません。例えば止血でも、ボスが止血、デバイスとかを押さえたりします。だから僕も一緒に押さえるのですが、「手を下ろしていいよ」と言われます。それでもさすがに最初の頃はずっと押さえていたら「いやいや、本当にいいんだよ」と言われました。

成瀬：日本では考えられないですね。僕の施設では分業になっています。だいたい一番下のスタッフが止血をして、2番目がレポートを書いて、ボスが患者さんに説明をして帰って行きます。スタッフ

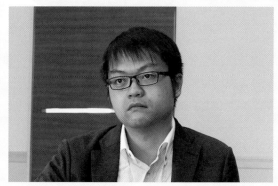

末永祐哉先生

はそれぞれ仕事が終わったら帰るので、僕が止血していて、なかなか止まらないなと手間取っていると、振り返るともう誰もいない、ということもあります。ただ、みんなで分担して早く終わろうという雰囲気はあるかもしれません。あと、オランダ人と日本人の違いを考えると、例えば「この手技できるか？」と聞かれた時に、「たぶんできると思うけれども、ちょっと自信ないな」みたいな感じで言って、やらせてもらってそれができたら「お前できるじゃないか。何で自信がないんだ」と言われます。日本人って、9割かそれ以上できる自信がないと「自信がある」とは言えないと思うんです。だけどオランダ人は、「見たことある＝俺はできる」みたいな感じで言っちゃうところがあります。だから僕も「できる」とか「自信がある」ということを伝えるようにはしています。それは日本にいた時と自分を変えたところかもしれません。

黄：先ほど金子先生が「日本的な働き方＋ちょっと自己主張」がいちばんいいという話をされていましたが、本当にその通りだなと思います。だいたい金曜の夜とかに「月曜までに誰かこのレビューやってくれないか」と教授からメールが来て、「あー、見ちゃった」と思うのですが誰も返事しません。

末永：それはCCで5人ぐらいですか（笑）。

黄：そうです。「誰も返事しないってことは……」と思って月曜日にやっていくと、他のフェローが「土曜日にメール読んじゃダメだよ」とか言うんで

すけど、教授はもちろん喜んでくれます。やった分だけ評価してくれる教授で、かつ期間が限られたなかでは、日本人的なやり方を押し通してもいいんじゃないかという気もします。ただそこで長く働こうと思ったら、無理はせずに土日はしっかり休むべきなのかもしれません。スペイン人の同僚に、仕事するしないの線引きをどうやって決めているのかと尋ねたら、毎回2年ごとに契約更新するから、がんばりすぎると安く見られて同じ金額で契約されちゃうし、サボると契約更新してもらえないから、もらった分はしっかり働くと言っていました。

ディスカッションのメンタリティ

末永：日本人と欧米人の違いというと、ディスカッションの仕方がありますね。

成瀬：だって、「I don't agree with you」から始まりますから。欧米人の議論は本当にガチンコで、「あっ、けなしてんの？」みたいなぐらいやり合うけれど、次の日には爽やかに挨拶して、普段通り仲良く仕事をしている。全く禍根を残さない。議論は議論という感じですね。

末永：そう、ディスカッションはディスカッションですね。

成瀬：何か気に入らないことがあれば「気に入らない」と言うけど、それを引きずるようなことはしない。日本人だとそうはいかないから、ちょっとオブラートに包んだり、クッションを挟んで言ったりしますね。そこは国民性の違いというか、メンタリティが違うと思いま

梅本朋幸先生

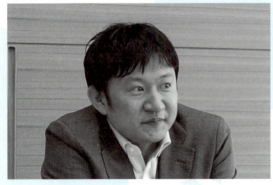

すね。

末永：日本人はディスカッションしないですからね。

金子：日本人だと、例えば末永先生が僕の論文を読んで「この論文ダメじゃないか」って言ったとすると、僕と末永先生の人間関係に影響を及ぼしたりしますよね。それは単にその論文の評価なんですが、「相手のことが嫌いなんじゃないか？」というようなことになっちゃう。だからどうしてもオブラートに包んだりして、よほどのことがない限り強く言わない。僕もボスに強く言われたりすることもありますが、「お前のことは信頼しているんだよ。でも、この件は……」という言い方をします。交渉の文化というか、議論をする文化であって、それが根本的な人間関係には影響を及ぼさないというのはありますね。

成瀬：本当に「何？ 忘れてるの？」っていうぐらい。

黄：こちらが心配になるぐらい言い争っていることもありますよね。「この所見はこうだ」「いや、お前は何を言っているんだ」とさんざん口論していても、次の日は「おはよう」ってビズ（頬と頬でのキス）している。すごいなと思ってしまう。

梅本：文化というか、子どもの頃からそう教育されているのだろうから、日本人は急にそうはなれないと思うし、それを持ち込む必要もないかなと思うところもあります。

金子：文化という点ではそうですね。ただ科学をするうえでは日本人にも必要かもしれません。

成瀬：研究の面ではそうかもしれません。

梅本：たしかに仕事の面ではそうですね。

金子：それ以外のことで、日本人が相手のことを思いやるのは、本当に素晴らしいところだと思いますが、科学は科学なので。

成瀬：ちゃんとストレートに議論するということが大事ですね。

金子：そう、それによって科学が進むことは間違いないです。

梅本：同僚もボスに「何で予算を回さないんだ！」と言って食ってかかりま

すが、次の日は一緒に酒を飲んでますからね。

金子：その一方では、欧米人も日本人の勤勉さや、ホスピタリティをすごく認めていると感じます。僕の部屋の上に住んでいるドイツ人は、日本で30年くらい勤めた人で、今は隠居してドイツにいますが、「日本の病院はきめ細かで暖かで気配りがあって、ドイツの病院ではありえない」と言っています。

成瀬：たしかにそうかもしれません。

金子：そういうホスピタリティが日本人らしさだと思います。

ヨーロッパの考え方
日本の考え方

編集：ここまでのお話から仕事の面でも気をつけておられることがあるとわかりましたが、留学してからマインドセット、気構えや考え方などでご自身のなかで変化したことはあるでしょうか。

末永：僕は幸せの定義みたいなものが完全に変わりました。日本にいる時のほうがよく働いて、仕事をしていたような気がするのですが、果たしてそれが自分の幸せなのかと、考えたことはあまりなかったんですが、欧米の人を見ると、自分がハッピーであることをどうやって具現化して、どうやってハッピーでいるかという考え方で動いている気がします。土・日をしっかり休んで家族との時間を大切にすることもそうです。そうした人たちと働くことで、自分自身も時間の使い方などかなり変わったと思います。自分の人生で何をするかを常に考えていて、昔はそんなことを考えなかったと思います。

成瀬：ワークライフバランスというか、休むときは休む。休暇も5〜6週間取りますしね。けれども、与えられた仕事は時間内でちゃんとやっている。

梅本：休んでいても結果を出せるのはすごいですね。

成瀬：アウトプットは出せているんですよね。

梅本：それは日本的に働いていたらもっとすごくなるのか、結局変わらない

のか。そういった点でもすごく興味あります。

成瀬：日本はミーティングや会議が多かったり、研究会がものすごくたくさんありますが、そこから離れてみると、日本に戻った時にまたあんなにたくさんの研究会に参加できるのだろうかと、若干不安になるところもあります。もうちょっと絞ったり、まとめることができればとも思います。

梅本：ドイツでも研究会はあるんですか？

金子：ほとんどないですね。

末永：どう考えても、研究会を土・日には絶対やらないですね。

梅本：平日はありますよね。学会も日本では金・土・日が多いけど、ヨーロッパだと金・土で開催とか、月や火から始まることも多いですね。

成瀬：日・月・火・水という学会もあります。

梅本：そこからも、何か考え方の違いを感じますね。

黄：学会も仕事ですからね。ヨーロッパの人にしたら「何で土・日にやるんだ」ってことになる。

成瀬：日本だと、お金を稼ぐのは臨床で、研究というのは完全にエクストラな仕事だから、夜か週末にやりなさいという雰囲気があるんじゃないでしょうか。研究会活動とかはまたちょっと別の意味があるかもしれませんが。けれども、ヨーロッパの人たちは平日の仕事の時間帯に臨床も研究もやっている。もちろんそれだけではない部分もありますが。

梅本：ただ、ベースとしての考え方ですよね。やっぱり本気ですごい仕事をしている人たちは、週末や夜も仕事しているんじゃないでしょうか。

黄：そこは間違いないですね。

梅本：働くことへの考え方もそうですが、人間関係の構築もちょっと違いますよね。僕たちは大学や高校、中学で上下関係を身につけてそのまま社会に出ていっている気がします。ヨーロッパの人たちも上下関係がないわけじゃないけど、何かちょっと違う感じがします。

黄：何か違いますね。ベルギーで『スラムダンク』のフランス語版を読んだ同僚から「"先輩"の意味がわからない」って言われましたから。

成瀬：日本には部活がありますからね。

金子：部活が効いていますよね。

梅本：ヨーロッパも部活やってるけど、何が違うんでしょうね。

金子：働き方ということでは、うちの病院はもちろん時間きっちりなので、カテ中であっても看護師さんは時間になったら交代します。パッと帰っちゃうんです。「家族の時間が大事でしょう。定時に帰らないと食事の準備が間に合わない。とても大切なことよ」と。よく言われることですが、ワークライフバランスというのがヨーロッパでは社会に根付いているなと感じます。ただ、日本人的な勤勉さというのはヨーロッパの人たちにとっても居心地いいと感じるところはあるみたいです。

成瀬：うちの看護師さんも、ランチの時間になれば何かの途中でも患者さんに「ごめん、私、今からランチ行ってくるから他の人と代わるね」と言って休憩に入ります。でもそれが患者さんにも普通に受け入れられています。日本だとなかなか言えないですよね。

金子：患者さんがカテ室に入ってからも、ちょっと待たされたりしますか？

成瀬：します、します！

梅本：ドイツもそうなんですか？ イタリア人はオペレーターをしていてもポケットに入った電話が鳴ったら、手を貸してもらって出ちゃったりします。カテ室に入ってからなかなか始まらなくても患者さんは文句を言わない。非効率的だと思うこともあります。ただ、ヨーロッパにはそういうことを受け入れる素地があるのでしょうね。日本的な上下関係もないし、プラスαで評価するという。日本だと長く病院にいれば評価してくれるとか、人よりプラスαのことをしたら評価されるけど、こちらでは同じ時間内でやった内容で評価するというのがあると思います。このほうがいい気はしますね。

金子：ドイツだと、一般的にある程度の時間を超えて超過勤務させてしまうと、ボスが法律で罰せられます。医者は別かもしれませんが、一般の企業であれば、仕事ができない部下が残業していると考えられ、全く評価されません。ただ、僕は病院から給料をもらっておらず、立場もあいまいなので、別

にどれぐらい病院にいるかも把握されていないので、朝早く来て、ある程度しっかり遅くまで仕事していると「がんばっているね」と評価されるので難しいところです。

成瀬：ヨーロッパにも、超過勤務に対する残業代ってあるんですか？

金子：基本的に年俸制だと思います。

成瀬：ですよね。だから長くいる必要がないのかもしれませんね。

金子：ドイツには6週間の休みがあるのですが、でも絶対に6週間以上休んでいるんです。よく見ると「フリータイム」って書いてあって、これはカテが長引いて超過勤務した分が積み重なると、ポイント制みたいにして休みます。本当、たくさん休んでいるなと思います。

成瀬：超過勤務しても、どこかで帳尻合わせをするわけですね。

金子：日本ではなかなかできないですね。

黄：日本は成果にフォーカスせずに、拘束時間にフォーカスしてしまうから、その点はこれから変わっていけばいいなと思います。

成瀬：日本だと結果が思った通りにならなくても、「結構がんばったもんね」となるところがありますからね。

末永：たしかに。

金子：例えば、日本の医者って合併症を起こさないように、ありとあらゆる可能性を想定して、いろいろな準備にものすごく時間を割くじゃないですか。これが「100％じゃなくて95％ぐらいでいいんだよ」とすれば、必要な時間をかなり減らせると思うけれど、絶対にしない。でもドイツ人のカテの手技とかを見ていると合併症は注意しても一定の確率で起こっちゃうよねという考えかたで、日本人ほど完璧さへの執着はないように思います。TAVIで合併症が起きて落ち込んでいるかと思ったら、「デバイスの限界だ」と言う。日本だと何か合併症が起きると、自分の技術が足りなかったのではないかと反省することが多いので、初めはカルチャーショックを受けました。ただ、(ドイツ人の) そういう考え方がデバイスの改良や開発につながるとも思うんです。そして、結果的には、個々の医師の技術の向上とデバイスの改良の相乗効

果が生じます。日本人だと、弘法筆を選ばずで、匠の技を磨きがちですからね。
梅本：宗教観の違いが大きいですよね。
成瀬：リスクを許容するとか、死を受け入れるという考えですね。
金子：寛容ですよね。みんなが少しおおらかです。
末永：宗教観の違いは感じますが、おおらかすぎて「それでいいの？」と感じるところがなくもない。
黄：おおらかだから、僕のカタコトのフランス語でも1人で検査させてもらえる。アメリカと違って訴訟社会じゃないというところが、留学生にもチャレンジさせてもらえる理由の一つであり、ちょっと心配になるところでもあります。でも、それくらいおおらかです。

メッセージ

編集：では最後に、これから留学を考える方にひと言ずつメッセージをお願いします。
黄：僕が留学できたのは、1期上でロサンゼルスに留学していた先輩が、リエージュ大学の教授とコネクションを作ってくれたからです。先輩のポスターを見に来たリエージュ大学の教授に聖マリアンナ医科大学の教授が「うちの若手があなたの研究に興味がある」と声を掛けてくれたことがきっかけです。僕の場合は自分で摑んだ留学というよりも医局が作ってくれたチャンスに便乗した留学ですが、留学にはそういった「縁」がとても大切なので、自分のやりたいことは何だろうかといろいろ考えてしまうこともあるかもしれませんが、チャンスがあったらぜひ飛び込んでいただいて、出会った先々の人との「縁」も大事に繋いでもらえればと思います。
成瀬：本当に日常が非日常になるというのが留学生活だと思うので、普通に生活していても、毎日、いろいろなことが日本とは違うのが当たり前になってきます。日本的なことを期待すると裏切られて、うまくいかないこともたくさんあると思いますが、そのすべてを「ああ、こんなこともあるんだ」と

考えて楽しめるかどうかだと思います。留学を後で振り返った時に「まあ良かったな」と思えるためには、起こることすべてをある程度は受け入れて、辛いことも楽しむような心構えがいりますね。アクシデントがイベントになっていく。そういう違いを楽しめる人が、留学を良いものにできるんじゃないでしょうか。もともとネガティブ思考だったとしても、そこはちょっと無理して「そういうものだ、楽しもう」と覚悟して行ってほしいという思いがあります。

梅本：この本が書店で並んでいるところを想像すると、「留学したい！」という人よりも、「留学したい気持ちがあるんだけど、ちょっと一歩踏み出せない」という人に読んでいただいて、ぜひ留学に行ってもらいたいなと思います。また、成瀬先生のお話とも重なりますが、イタリアの留学経験者にいろいろ話を聞いていると、最初から「留学はたいへんだぞ。生活面も仕事面も苦労するぞ、イタリアは」という、ビザの申請の段階からそういう話を聞いていたので、行ってみると意外と「あっ、これぐらいか」と感じられるので、行く前からある程度覚悟をしておいてもらえると、行ってからショックを受けずにタフにやれるかなと思います。

金子：厳しい言い方かもしれませんが、「留学はしたほうがいいですか？」と聞く人はたぶん留学しないほうがいいと思います。昨今の留学あるいは留学後のキャリアを考えると、留学を目指す人の環境は厳しくなっています。それを乗り越えて留学するためには、「なぜ留学したいか？」というはっきりとした目的意識が必要です。それは例えば、「海外で臨床医として働きたい」でも「ちょっと家族とゆっくり海外で過ごしたい」でも「研究に打ち込みたい」でも「旅行したい」でも「手技がやりたい」でも、何でもいいと思います。モチベーションがあれば、「留学は日々サバイバルゲームだ」と言った人がいましたが、ゲームみたいに楽しんで乗り越えて行けるのではないでしょうか。そのなかで、黄先生がおっしゃったように、縁というのもそうですし、一つひとつ目の前のチャンスに対して、日本人的マインドにプラス1段階ギアを入れることができればと思います。あともう一つ、日本人はコミュ

ニケーションの仕方が下手だと言われます。僕もドイツに来てから、ボスからメールの返信がなかなか来なかったり、お願いしたことがやってもらえなかったりと悩むこともありました。そうしたなかで、どうすればボスに理解してもらえるかを考えて、例えばメールを書いたら必ず印刷して、大切なところに線を引いて説明したり、話すときもできるだけシンプルに伝えるようにと、いろいろ工夫をしました。でもそれはきっと日本でコミュニケーションをするときにも大事なことなんだろうなと思います。コミュニケーションや仕事の進め方、そして文化や生活、考え方まで含めて、留学からはいろいろと学べることが多いと思うので、ぜひチャレンジして、そして留学生活を楽しんでいただけたらと思います。

末永：僕は、留学で何を得たいかを事前によく考えるべきだと思います。行ったらたしかに辛いことも多いし、文化も何もかもがすべて違うところに身を置くことになります。それら初めての経験が人間として鍛えられます。間違いなく、日本とはすべてのものが違います。自分自身のものの見方、考え方も必ず変わっていきますが、それは自分の仕事がどうなるかとかではなくて、自分の人生をもっと豊かにするものであって、他では代替できないものだと思います。「自分自身を鍛えたい」と考えられる人には、ぜひ留学してほしいです。留学でしか得られないものが絶対にあります。

編集：先生方の情熱的なメッセージが、読んでくださっている皆さんにきっと届くと思います。ありがとうございました。

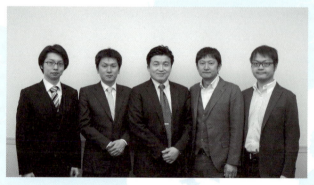

2016年3月20日
仙台にて

留学ステップ INDEX

留学国紹介	
ドイツ	14
イギリス	44
フランス	77
イタリア	119
オランダ	135
スイス	163
ベルギー	177

留学先施設の選定	
ドイツ	16
イギリス	43、50、52
フランス	79
イタリア	98
オランダ	137、150
スイス	161、168
ベルギー	178、195

留学を志したきっかけ	
ドイツ	15
イギリス	43
フランス	78
イタリア	97
オランダ	136
スイス	160、168
ベルギー	178

留学先へのアプライ	
ドイツ	17
イギリス	50
フランス	80
イタリア	100
オランダ	137
スイス	161
ベルギー	179、195

奨学金への応募

ドイツ	18
フランス	81
オランダ	203

語学学習

ドイツ	19
イギリス	51、59
フランス	81
イタリア	102、127
スイス	163
ベルギー	188

住居探し

ドイツ	22
イギリス	55
フランス	82
イタリア	102、107
オランダ	142、202
スイス	164、170
ベルギー	181、197

ビザ（滞在許可）

ドイツ	24
イギリス	53
フランス	83、85
イタリア	102、105、111、115
オランダ	139、154
スイス	162、168
ベルギー	181、196

健康保険

ドイツ	23
イギリス	58
フランス	82
イタリア	108、115
オランダ	143、202
ベルギー	185

銀行口座

ドイツ	23
イギリス	63
フランス	88
イタリア	127
オランダ	144

給与

ドイツ	24
イギリス	57
イタリア	108
オランダ	148

車・運転免許

ドイツ	25
フランス	109

| スイス | 164 |
| ベルギー | 190 |

携帯電話

ドイツ	25
イギリス	63
フランス	88
イタリア	110、126
オランダ	145

食生活

ドイツ	26
フランス	91
イタリア	125

子どもの学校

| ドイツ | 19 |
| イギリス | 63 |

職場の紹介

ドイツ	27
イギリス	66
フランス	89
イタリア	120
オランダ	146、150、152
スイス	186
ベルギー	189

日々の仕事

ドイツ	28
イギリス	65
フランス	90
イタリア	123
オランダ	145、150、152
スイス	166
ベルギー	186

医師免許

ドイツ	31
イギリス	61
フランス	81
イタリア	117
オランダ	150、155
スイス	172
ベルギー	186

留学後のプラン

ドイツ	38
イギリス	49、73
フランス	93
イタリア	128
オランダ	148、207
スイス	167
ベルギー	192

サーキュレーション アップトゥデート ブックス
CIRCULATION Up-to-Date Books13
The ヨーロッパ医学留学
ー7カ国を完全制覇！
11人の若手医師たちが
ホンネで語る熱き挑戦のすべて

2016年7月25日発行　第1版第1刷

編　著　金子 英弘

発行者　長谷川 素美

発行所　株式会社メディカ出版
〒532-8588
大阪市淀川区宮原3-4-30
ニッセイ新大阪ビル16F
http://www.medica.co.jp/

編集担当　出路賢之介
装　幀　市川 竜
印刷・製本　株式会社廣済堂

© Hidehiro KANEKO, 2016

本書の複製権・翻訳権・翻案権・上映権・譲渡権・公衆送信権（送信可能化権を含む）は、（株）メディカ出版が保有します。

ISBN978-4-8404-5814-6　　Printed and bound in Japan

当社出版物に関する各種お問い合わせ先（受付時間：平日9：00～17：00）
●編集内容については、編集局 06-6398-5048
●ご注文・不良品（乱丁・落丁）については、お客様センター 0120 276 591
●付属のCD-ROM、DVD、ダウンロードの動作不具合などについては、
　デジタル助っ人サービス 0120-276-592